U0396717

婴幼儿营养与科学喂养

谢　宏　储小军　主编

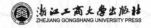

浙江工商大学出版社
ZHEJIANG GONGSHANG UNIVERSITY PRESS

图书在版编目（CIP）数据

　婴幼儿营养与科学喂养 / 谢宏，储小军主编 . — 杭
州 : 浙江工商大学出版社，2016.1（2021.1 重印）
　ISBN 978-7-5178-1366-8

　Ⅰ . ①婴… Ⅱ . ①谢… ②储… Ⅲ . ①婴幼儿 – 营养
卫生②婴幼儿 – 哺育 Ⅳ . ① R153.2 ② R174

中国版本图书馆 CIP 数据核字（2015）第 259005 号

婴幼儿营养与科学喂养

谢　宏　储小军　主编

责任编辑　郑　建
责任印制　包建辉
出版发行　浙江工商大学出版社
　　　　　　（杭州市教工路 198 号　邮政编码 310012）
　　　　　　（E-mail: zjgsupress@163.com）
　　　　　　电话：0571-88904980，88831806（传真）
印　　刷　广东虎彩云印刷有限公司绍兴分公司
开　　本　710mm×1000mm　1/16
印　　张　10.25
字　　数　122 千
版 印 次　2016 年 1 月第 1 版　2020 年 1 月第 2 次印刷
书　　号　ISBN 978-7-5178-1366-8
定　　价　39.80 元

主编简介

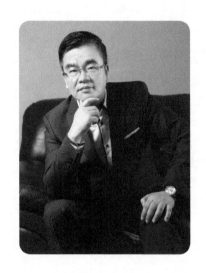

　　谢宏先生，出生于 1965 年，成功生养教体系创立者、贝因美的创始人、首席科学家。15 岁考入杭州商学院食品系，1984 年毕业后曾留校从事食品科学研究、教育行政管理及学生教育工作。1989 年获浙江大学法学学士学位。

　　谢宏先生在食品科学、人类学、社会学、哲学、心理学、教育学等方面颇有研究，首创成功生养教理论体系，撰有《婴幼儿食品的科学范畴及评价原则》《造就冠军宝贝》《婴幼儿的认知、语言与意识发生》《贝因美成功生养教》《哲商思维》《谢宏真道理》《儒商情怀》等 20 余部论著。

　　作为中国年轻一代具有高文化素质和有理想的企业经营实践者，当代中国最早具有市场经济意识的青年知识分子，1992 年，谢宏先生怀着"实业强国、振兴中华"的理想，创办"贝因美"。在独创成功生养教体系的同时，谢宏先生全力倡导母乳喂养，并提出科学合理的"断奶期革命"，引导科学健康的喂养模式，旨在从源头起点上提高国民身体素质。曾获得 2004 年"中国食品科技杰出中青年奖"、2013 年浙江省科学技术一等奖、2014 年中国食品科学技术学会科技创新奖——产品创新一等奖等多项科技奖项，并获得"母乳脂肪酸谱数据库的建立方法"等多项专利。

　　谢宏先生将一如既往地秉承"科学、营养、安全、适口、方便、经济"的六大要求，不断创新开发高品质婴幼儿食品，践行成功生养教，全心全意地帮助中国宝宝健康成长！

　　谢宏先生目前担任的社会职务：

中国红十字总会常务理事

中国儿童食品专业学会常务理事

中国国家标准化管理委员会国际标准化专家

中国食品科学技术学会常务理事

全国特殊膳食标准化技术委员会委员

全国青少年儿童食品安全行动专家委员会专家委员

浙江省妇幼婴童产业商会会长

浙江大学 MBA 导师

北京大学兼职教授

浙江工商大学客座教授

序

每一位爸爸妈妈都希望有健康、聪明又快乐的宝宝。

作为从事营养学方面研究几十年的专家，经常被一些年轻的爸爸妈妈们问及孕期的时候吃什么好呢？燕窝、海参可以吃吗？尤其是准妈妈怀孕后，最关心的问题是吃什么对宝宝好呢？面对种类繁多的蔬菜、水果等食物，尤其难以抉择，孕期妈妈吃什么最营养？宝宝吃什么长得好呢？婴幼儿的营养特点有哪些？怎么搭配有营养的食物呢？每当遇到这些饱受困扰又疑问重重的爸爸妈妈们我总是不能三言两语跟他们讲解清楚。但是通过与他们交流后，发现很多新手爸爸妈妈们在育儿方面存在许多误区与盲区，还有些家长虽然观念是科学的，却在与老一辈的养育观发生冲突时，无法与长辈有理有据地进行交流。所以，我想有没有一本全面而系统地介绍婴幼儿喂养方面的营养知识、科学地指导新手爸爸妈妈们如何喂养宝宝的普及类读物？谢宏先生这部著作正好契合了我多年的心愿。

谢宏先生是食品工程专业科班出身的专家，毕业后曾从事食品工程方面的教学与科研工作，几十年来从未消减其对食品工程的热爱或停止科学地探索与研究营养学及其如何在食品生产中应用方面的努力。这本著作将晦涩难懂的医学术语、食品专业术语转换成通俗易懂的科学知识，告诉新手爸爸妈妈们如何根据婴幼儿不同的生长阶段采取相应的应对措施与方法。这本书不仅提供了最新、最前沿的科研成果与营养学知识，而且旨在帮助新手爸爸妈妈们建立科学的养育观与喂养行为。

众所周知，婴幼儿是人的一生成长的黄金期，是生长最快速的时期。这个阶段，宝宝的体重、身高经历着日新月异的变化，大约 95% 的脑容量是在这个时期形成的。这一时期营养是否充足，饮食搭配是否合理，决定了宝宝能否聪明。不同营养基础造就的宝宝，在生理上、智力提高上会有明显的差异。各个时期宝宝对营养素的摄取量与摄取比例是不同的，能否把握好，将是新手爸爸妈妈们遇到的喂养难题。

从目前的儿童营养学和优生学的观点来看，一个孩子的营养应该从母亲孕前 6 个月，至少从怀孕前 3 个月开始着手补充。这本书从准妈妈怀孕初期的婴儿胚胎开始谈起直到 6 岁的学前儿童如何科学搭配营养与合理地喂养，提供了贯穿婴幼儿整个过程的营养学知识。

一个受精卵在母体内的生长时间为 280 天左右，怀孕第 1 个月，胚胎才 1-2 毫米，出生时一般体重为 3-3.5 千克，体长 50 厘米的婴儿了。在此过程中，准妈妈的营养摄入量与营养结构对宝宝的影响是达一生之久的。研究显示，孕期第 3 个月开始，宝宝大脑进入快速发育期，到第 6 个月，大脑皮质的 6 层细胞都已出现，到第 7-9 个月，神经之间的突触接合，可以传导神经细胞中的兴奋冲动，这对宝宝的智力发展至关重要，如果孕期营养不足或不均衡，就会影响宝宝将来大脑的发育与智力的提升。充分的营养与合理的膳食结构，能为胎儿大脑发育与出生后的智力发展奠定良好的物质基础。那么，是不是准妈妈吃得多就好呢？当然不是，营养过剩，反而危害胎儿的健康。比如，过分摄取鱼类、蛋类、甜食等高蛋白，会使胎儿体内的茶酚胺水平增高，引发胎儿的唇腭裂；过多摄取富含维生素 A 的食物，如动物肝脏等，会影响胎儿大脑与心脏发育以及出现生殖器畸形。因此，营养丰富的食物不宜摄取过多。

有些年轻父母只要听说对宝宝有好处的一切食物都一厢情愿地给孩子吃，岂不知事与愿违，反而会阻碍宝宝的发育与成长。

　　如何合理、科学地进行营养的摄入规划与补充呢？这部著作针对孕期准妈妈与婴幼儿的生理特点、发育过程、营养需求、膳食原则进行详细的指导，主要针对婴幼儿成长变化的规律，同时，根据每个个体的差异以及自身新陈代谢的特点，进行灵活的安排，力求均衡。

　　均衡、科学、合理的营养结构与膳食搭配，不仅为婴幼儿提供全面而完整的营养元素，而且有助于防病与治病。

　　在家庭中，最让家长着急的就是孩子生病，有时候有点小病，也会把爸爸妈妈们急得团团转。有病看医生非常正常，但是有多少是真的生病呢？即使真的病了，有多少需要接受各样的辅助检查与治疗？有没有想过，有些检查会给孩子带来多少伤害？有多少孩子服用过可服可不服的药物？其实，许多问题是可以防患于未然，许多疾病是可以通过科学合理的营养配餐来解决的，许多疾病问题都是不合理的营养搭配与不科学的膳食结构导致的，根本上说，是缺乏必要的营养学知识与科学的喂养观。婴幼儿并非弱不禁风的花朵，生了病就需要强烈的医学干预。孩子自身有抵御疾病的免疫力，问题是如何提高他们的免疫力，需要提高抵抗疾病能力的机会。这不仅需要爸爸妈妈们精心呵护，更需要良好的营养知识。努力让孩子不生病，少生病，提高孩子自身抵抗疾病的能力，尽量通过合理科学的膳食与营养来预防疾病，避免反复得病。所以，树立健康科学的养育观和喂养行为更为重要。

1948 年，世界卫生组织成立时，在其宣言中就明确指出："健康是指身体上、心理上和社会上的完美状态而不仅是没有疾病和虚弱的现象。"这三项标准具体化为：一是没有器质性和功能性异常，二是没有主观不适的感觉，三是没有社会公认的不健康行为。以后又有人从社会适应的角度加上一项道德上的完满。按照世界卫生组织的标准与要求，除了给予孩子科学均衡的营养和优化的膳食结构外，家长还应具备基本的营养学知识、正确健康的营养观与科学合理的喂养观与喂养行为，帮助孩子逐步形成良好的饮食与营养的观念，建立孩子健康的饮食习惯，关注孩子的生活环境以及全方位培养孩子的综合素质。所以，这本书专门另辟新章，详细讲解在婴幼儿疾病或特殊状况下该如何有针对性地调整营养结构、摄取量以及如何科学地进行喂养。

父母是自己孩子最好的育儿专家、最好的护理专家，所以不仅需要科学全面的营养知识，而且要建立良好的喂养行为。

宝宝健康、聪明、茁壮成长是每个父母的最真挚心愿，我怀着同样的心愿推荐这本书。

国际食品科技联盟主席　浙江工商大学博导、教授　饶平凡

前　言

　　孩子是祖国的未来，也是每个家庭的希望，孩子的健康成长事关个人、家庭、社会、民族的发展。良好的营养是婴幼儿健康成长的基础保障。因为营养不仅决定着孩子的体格发育，而且直接影响智力发育。

　　就人一生的营养而言，胎儿期营养是婴幼儿期健康成长的前提，而婴幼儿期营养又为学龄期体格智能的发育奠定基础。因此全面保证婴幼儿的营养，就必须从母亲受孕时开始加强。

　　母乳虽是婴幼儿最好的食物，因为母乳中营养丰富，特别是初期母乳含有很多免疫活性成分，有助于提高新生儿抵抗力。但是，在4—6个月以后，由于婴幼儿快速成长，营养需求增加，母乳中的营养已经不能完全满足该时期的营养需求，此时就应该及时添加合理的婴幼儿专用食品补充营养。科学合理的营养与喂养应是根据婴幼儿不同时期的生理特点和营养需求，来确定合理的膳食方案。

本书比较详尽地介绍了婴幼儿成长不同时期（胎儿、新生儿、婴儿、幼儿）的生理特点和营养需求，以及在不同时期科学合理的营养膳食原则，包括孕期营养、婴幼儿营养与膳食方案以及在特殊情况下（如早产儿等）的营养膳食方案。并针对婴幼儿喂养过程中可能出现的一些细节问题，提出合理的建议和意见。

本书旨在帮助年轻的父母掌握科学合理的营养和喂养知识，形成科学的婴幼儿营养和喂养观念，以帮助宝宝健康成长！如有不足之处，希望广大读者批评指正！

本书在编写过程中得到贝因美研究院和贝因美生养教中心的大力支持和帮助，参考了大量的相关资料和文献，谨致谢忱！

主编：谢宏

目录

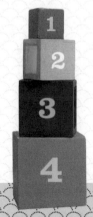

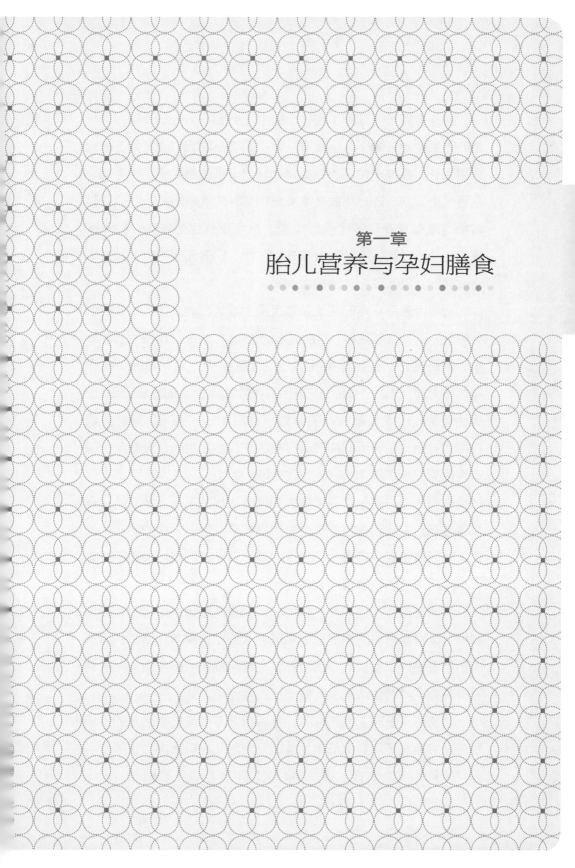

第一章
胎儿营养与孕妇膳食

当一个卵子（细胞）与一个精子（细胞）结合成受精卵，一个新的生命便开始了。小生命从诞生的那一刻起，便开始不停地分裂生长，经过十月怀胎，受精卵从一个单细胞变成了一个拥有几百亿个细胞，还分化成各个系统和器官的成熟胎儿。在这个过程中，没有营养是不可以想象的。小生命从受精卵结合的一刹那，便开始了夜以继日的繁殖分化工作，同时源源不断地从母体获取营养，以保证胎儿的健康成长。

遗传因素是决定胎儿生长过程和生长状况的基础。胎儿的遗传构成，即胎儿基因型，明显地控制着胎儿的生长和新生儿的体重。据研究，在决定新生儿体重的诸因素中，胎儿基因型的作用约占20%。如男性胎儿的基因型可增加新生儿的体重。因此，男性新生儿比女性新生儿的体重平均重150—200g。除胎儿遗传构成对胎儿生长所发挥的遗传控制外，胎儿生长还受着父、母遗传因素的影响，其影响强度估计亦为20%。实验表明，母体的身高和体重与新生儿的体重有明显的正相关关系，父亲的身高和体重与新生儿的体重似乎没有明显关系。所以，影响胎儿生长的父母因素主要来自母体。母体的基因型还可以通过决定子宫的大小和功能而影响子宫内胎儿的生长。

生命在母体子宫内种植和生长，完全依赖母体通过胎盘转运提供生命发展必需的物质，如氧气、水分和各种营养物质。而承载新生命发生、发展的孕妇营养状况将构成新生命发生、发展的唯一环境，对新生命发生发展起决定性作用。

早期的大量研究结果证实，孕期营养不良可影响胎儿的体格发育及智能发育。多数低出生体重儿因胎儿在母体内生长停滞引起，也称为宫内发育迟缓，孕期营养不良是最主要原因。胎儿宫内生长发育迟缓即低出生体重与心血管疾病、血脂代谢异常及糖代谢异常等许多慢性病的关联被大量的流行病学研究证实。Bakker（1992年）提出"慢性病胚胎起源学说"的假设，胎儿在缺乏营养的母体子宫中，为与有限的营养相适应而改变了自身的生理功能和代谢，"节俭型基因"得以保留，当出生后，食物摄入和营养状况与母体子宫中缺乏状况不同时，胎儿时期在母体子宫内所形成的程序性变化将触发一些疾病。

相反，有些人怀孕后就一味地增加营养，造成营养过剩，体重增加过多过快，糖耐量异常的发生率也随之增加。同时，导致巨大儿的风险率增加。

2006年WHO营养执行委员会提出，"从妊娠到出生后2岁是通过营养干预预防成年慢性病的机遇窗口期"，为了给胎儿创造优良的母体环境，保证健康成长，孕妇应当摄入平衡而充足的营养，注意营养的搭配。

一、孕期妇女的生理特点

妊娠是胚胎和胎儿在母体内发育成长的过程。成熟卵子受精是妊娠的开始，胎儿及其附属物自母体排出是妊娠的终止。妊娠是非常复杂、变化极为协调的生理过程。

1. 代谢改变

妊娠期的代谢活动在大量雌激素、黄体酮及绒毛膜促性腺激素的影响下，母体的合成代谢增加，基础代谢率升高，至妊娠晚期可增高15%—20%。作为胎儿主要能源的葡萄糖可通过胎盘以糖原的形式贮存，并经扩散自胎盘运转至胎儿；氨基酸可通过胎盘主动运转；脂肪酸通过胎盘扩散运转至胎儿；接近孕末期足月时，胎儿每日有 35 克葡萄糖、7 克氨基酸和 1.7 克脂肪酸的能量需求。

2. 消化系统功能改变

妊娠期间，由于孕激素的影响，胃肠道蠕动减少，平滑肌张力减退，常出现胃肠胀及便秘。孕早期常有恶心、呕吐等妊娠反应，在妊娠 10—12 周逐渐消失。对某些营养素如钙、铁、维生素 B_{12} 及叶酸的吸收能力增强。

3. 肾功能改变

妊娠期肾脏略增大。肾血浆流量及肾小球滤过率于妊娠早期均增加，整个妊娠期间维持高水平。由此导致代谢产物尿素、肌酐等排泄增多。肾小管对葡萄糖重吸收能力未相应增加，约 15% 孕妇饭后出现妊娠期生理性糖尿病。妊娠氨基酸排出增加，但无蛋白尿出现。

4. 体重增加

初产妇若不限制膳食，妊娠期体重平均增加 12.5 千克。孕早期（1—3 个月）增重较少，孕中期（4—6 个月）每周增加 0.2—0.9kg，孕晚期（7—9 个月）为 0.4—0.8kg。妊娠期体重增加是孕妇及子代近期和远期健康的重要预测指标。妊娠期体重增加和早产及婴儿死亡率为 U 形曲线关系，即体重增加过低和过高都会增加发病风险。为了努力改善母儿结局，2009 年美国医学研究会修改了妊娠期体重增加指南，推荐对于妊娠期高体重指数的孕妇应增加较少的体重，特别是妊娠前体重指数达到 30 及以上者。

妊娠前体重状况 （体重指数分级）	体重增加范围推荐 （kg）	妊娠中期到妊娠晚期体重增加率推荐 （kg/周）
低体重（<18.5）	12.5—18	0.51（0.44—0.58）
正常体重（18.5—24.9）	11.5—16	0.42（0.35—0.50）
超重（25—29.9）	7—11.5	0.28（0.23—0.33）
肥胖（≥30）	5—9	0.22（0.17—0.27）

选自美国医学研究会[1]

[1] 计算假设妊娠早期体重增加 0.5—2kg。

5. 血容量及血液动力学变化

正常非妊娠期妇女血浆容量约为 2.6 升，血容量于妊娠 6—8 周开始增加，至妊娠 32—34 周达高峰，增加 40%—45%，平均约增加 1450mL，维持此水平直至分娩。红细胞量的增加因孕妇是否补充铁而有所不同，无铁补充者妊娠期红细胞量较非孕妇增加 18%，而铁补充者则较非妊娠期妇女增加 30%。由于血容量的增加幅度较红细胞增加的幅度大，致使血液相对稀释，血中血红蛋白浓度下降，可出现生理性贫血。

二、胎儿体格的发育过程

孕周从末次月经第 1 日开始计算，通常比排卵或受精时间提前 2 周；全过程约为 280 天，即 40 周。妊娠 10 周（受精后 8 周）内的称为胚胎，是器官分化、形成的时期。自妊娠 11 周（受精第 9 周）起称为胎儿，是生长、成熟的时期。

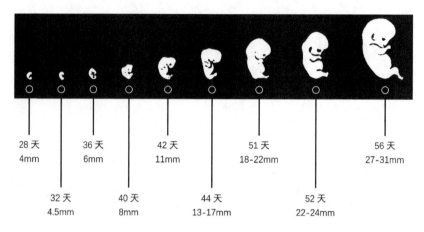

28 天　4mm

32 天　4.5mm

36 天　6mm

40 天　8mm

42 天　11mm

44 天　13-17mm

51 天　18-22mm

52 天　22-24mm

56 天　27-31mm

以 4 周为一妊娠期孕龄单位，介绍胎儿的生长特点：

4 周末：怀孕 1 个月时，可以说孕妇毫无自觉症状，这时胚胎还不能称为"胎儿"，在形体上毫无人形，状似刚孵出的幼鱼，这一阶段脊椎和神经沟正在形成。孕早期是胚胎发育形成的重要时期，也是易发生流产的时期。这期间极易受外界因素影响感染，药物、毒物以及不洁食物，均可造成畸形或流产，应格外注意。

8 周末：胚胎初具人形，头大，约占整个胎体近一半，能分辨眼、耳、口、鼻及四肢，各器官正在分化发育，心脏已形成。这时期又称胚胎器官形成期。

12 周末：可称之为"胎儿"，身体长约 9 厘米，顶臀长 6—7 厘米，体重约 20 克，此时胎儿的性器官形成，从医学上可区分男女。胎儿四肢可活动。

16 周末：胎儿满十六周时，身长约 16 厘米，差不多有母亲的手掌那么大，顶臀长 12 厘米，体重约 110 克。从外生殖器可确认胎儿性别。头皮已长出毛发，胎儿已开始出现呼吸运动。皮肤薄呈深红色，无皮下脂肪。部分孕妇已能自觉胎动。

20 周末：此时期胎儿的运动神经和感觉神经已开始发育，出现肌肉的细微活动。肝脏开始造血，全身开始长毛，头发、指甲长出来。胎儿的身长约 25 厘米，顶臀长 16 厘米，体重约 320 克。开始出现吞咽、排尿功能。自该孕周起胎儿体重呈线性增长。胎儿运动明显增加，10%—30% 时间胎动活跃。

24 周末：胎儿身长约 30 厘米，顶臀长 21 厘米，重约 630 克。胎儿已长出头发、眉毛、睫毛，骨骼已经长得很结实，皮下脂肪开始沉积。细小支气管和肺泡已经发育。出生后可有呼吸，但生存力极差。

28 周末：胎儿身长约 35 厘米，顶臀长 25 厘米，重约 1000 克。瞳孔膜消失，眼睛半张开。胎儿的眼睛对光的明暗开始敏感，听觉也有发展。四肢活动好，有呼吸运动。出生后可存活，但易患特发性呼吸窘迫综合征。

32 周末：胎儿身长约 40 厘米，顶臀长 28 厘米，体重 1700 克。体态逐渐丰满，心、肾、肺发育完善。听觉系统在这个时候发育完成。到第 30 孕周时，可以看到胎儿大脑的脑电波。此时，胎儿的意识活动开始萌芽。胎儿的头部慢慢向子宫下方移动，做出生的准备。生活力尚可，出生后注意护理可能存活。

36 周末：胎儿身长约 45 厘米，顶臀长 32 厘米，体重约 2500 克。胎儿体内的各个器官都发育成熟，大脑中某些部分还没有发育成熟，但已经相当发达了。对于外部刺激，他（她）不仅用整个身体动作，而且能够用面部表情做出反应了，有喜欢或讨厌的表情变化。这个月的胎儿对来自母亲体外的光开始有反应。出生后能啼哭及吸吮，生活力良好，基本能存活。

40 周末：胎儿身长约 50 厘米，顶臀长 36 厘米，体重约

3400g。胎儿各部分功能完善，具备一切独立生活的条件。

三、孕期妇女的营养需求

为了适应孕期母体的变化及胎儿发育的需要，孕期所需的营养必然要高于非孕期。孕期营养不足可以导致各种并发症，影响胎儿健康，故孕妇应加强对各种营养素的摄入意识，平衡膳食，合理补充。

1. 热能

一切生物都需要能量来维持生命活动，人体所需要的能量主要来源于食物中的营养素，包括糖类（碳水化合物）、脂类和蛋白质。每克糖类、脂类和蛋白质在体内氧化产生的能量称之为能量系数，糖类（碳水化合物）、脂类和蛋白质的能量系数分别是16.81kJ（4kcal）/g、37.56kJ（9kcal）/g 和 16.74kJ（4kcal）/g。

高能量饮食不但可以维持孕妇正常生理功能，体力活动，还使孕妇体重增加，胎儿出生体重正常；并对婴儿出生后头一年的生长、行为发育十分重要。美国推荐孕期平均每日应增加热能1250kJ（300kcal）；中国居民膳食营养素参考摄入量（DRIs）推荐孕早、中、晚期每日应增加热能分别为200kJ（50kcal）、1250kJ（300kcal）、1900kJ（450kcal）。

2. 蛋白质

蛋白质在整个食物热能供应中不能低于10%，妊娠期需要存储900—1000g 蛋白质，相当于每天5—6g，以保证胎儿、胎盘、子宫、乳腺等组织的生长。蛋白质缺乏使胎儿对氨基酸的利用受到限制，影响胎儿生长及以后的智力发育。蛋白质还与钙、铁、锌的运载及吸收有关。Imdad 等（2011 年）研究指出，平衡的蛋白质能量摄入能显著降低小于胎龄儿的发生风险。

Study or Subgroup	Weight	Risk Ratio IV, Fixed, 95% CI	Risk Ratio IV, Fixed, 95% CI
Blackwell 1973	4.4%	0.56 [0.21, 1.48]	
Ceesay 1997	49.4%	0.65 [0.49, 0.87]	
Elwood 1981	14.8%	0.88 [0.52, 1.50]	
Girija 1984	0.5%	0.09 [0.01, 1.45]	
Mora 1978	7.5%	0.78 [0.37, 1.65]	
Rush 1980	23.3%	0.70 [0.46, 1.07]	
Total (95% CI)	100.0%	0.69 [0.56, 0.85]	

Heterogeneity: Chi² = 3.31, df = 5 (P = 0.65); I² = 0%
Test for overall effect: Z = 3.56 (P = 0.0004)

0.005 0.1 1 10 200
Favours experimental Favours control

中国居民膳食营养素参考摄入量（DRIs）参考摄入量为孕早、中、晚期每日分别增加 0.9g、10.3g、31.8g。孕中、晚期蛋白质的参考摄入量分别增加 15g、30g。

3. 脂肪

脂肪作为热能的主要来源，应占总热能的 20%—30%。胎儿发育过程中孕妇需摄入适量的脂肪，以保证热能的需求，对胎儿发育及脂溶性维生素的吸收有帮助。孕妇每天应补充适量的脂肪，每天约 60—70g。n–3 型长链多烯不饱和脂肪酸 DHA 对儿童智力和行为发育有重要促进作用。孕期母亲适量补充富含 DHA 的鱼油，可促进儿童认知和行为发育。中国营养学会 2013 年推荐孕期妇女 EPA+DHA 适宜摄入量为 250（200c）mg/d。

研究表明母体 DHA 的摄入水平与婴儿智能发育有密切关系，母体 DHA 摄入平均 ≥ 160mg/d 组的婴儿 0—3 岁智力发育情况较低 DHA 摄入组好，如图所示。

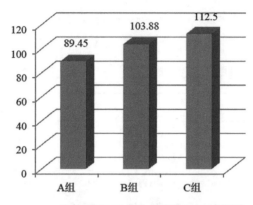

孕妇不同**DHA**摄入量对婴儿**MDI**的影响

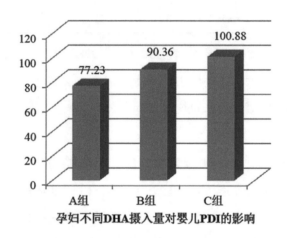

孕妇不同**DHA**摄入量对婴儿**PDI**的影响

注：孕妇 DHA 平均摄入量：A 组 <80mg/d，B 组为 80—150mg/d，C 组 ≥ 160mg/d。
MDI 为精神发育指数，PDI 为运动发育指数。

4. 碳水化合物

孕妇热能主要来源于碳水化合物，占 60%—70%。孕妇脑代谢及胎儿均需大量碳水化合物。食物中某些不能被人体消化吸收的碳水化合物，如纤维素、半纤维素、木质素、果胶、海藻、多糖等都可以增加肠蠕动，吸收肠道水分以防止便秘。近年来对孕妇膳食纤维摄入与 GDM 的多中心临床队列研究表明孕妇日均摄入膳食纤维数量是 GDM 发病的保护因素。

- **孕 12-18 周的孕妇日均摄入膳食纤维数量是 GDM 发病的保护因素。**

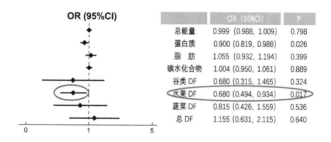

	OR (95%CI)	P
总能量	1.028 (1.011, 1.045)	0.001
蛋白质	0.950 (0.849, 1.064)	0.378
脂肪	0.873 (0.763, 0.999)	0.049
碳水化合物	0.908 (0.840, 0.983)	0.116
谷类 DF	1.478 (0.708, 3.085)	0.298
水果 DF	1.464 (0.702, 3.053)	0.310
蔬菜 DF	0.914 (0.413, 2.024)	0.824
总 DF	0.747 (0.622, 0.898)	0.002

数据来源：达能基金 2012 年项目 DIC2012-05 结题报告

- **孕 19-24 周的孕妇日均摄入水果类膳食纤维（可溶性膳食纤维）数量是 GDM 发病的保护因素。**

	OR (95%CI)	P
总能量	0.999 (0.988, 1.009)	0.798
蛋白质	0.900 (0.819, 0.988)	0.026
脂肪	1.055 (0.932, 1.194)	0.399
碳水化合物	1.004 (0.950, 1.061)	0.889
谷类 DF	0.680 (0.315, 1.465)	0.324
水果 DF	0.680 (0.494, 0.934)	0.017
蔬菜 DF	0.815 (0.426, 1.559)	0.536
总 DF	1.155 (0.631, 2.115)	0.640

数据来源：达能基金 2012 年项目 DIC2012-05 结题报告

妊娠后半期肝中糖原合成及分解均增强，碳水化合物的完全氧化作为能源的利用也亢进，因此妊娠时碳水化合物的需求不断增加，其来源主要为粮谷类的淀粉，如过多可导致孕妇肥胖，过少则热能不足，我国尚未制定孕期碳水化合物供给标准，一般应摄入 150—200g 以上，如在 150g 以下，就有发生酮症酸中毒的可能。

5. 矿物质与微量元素

（1）钙

孕期虽有生理调节能力以保证胎儿对钙的需要，并不影响母体骨质的变化，但是充足的钙摄入，还是对母体健康有保护作用，并有利于胎儿的骨骼发育。妊娠期约需储积钙40g，胎儿骨骼生长发育需储钙约30g，这种储积多发生在妊娠最后3个月，由母体供给，因而早产儿常有缺钙。孕期妇女的钙摄入应适当高于正常人为好，我国建议妊娠早期每天需钙800mg，妊娠中期增至1000mg，妊娠晚期则为1000mg。

由于我国居民膳食中含钙量普遍不足，母体平时贮存的钙亦不多，在妊娠全过程中均需补钙，如维生素D充足则膳食中的钙量可以减少，胎儿骨骼的钙化程度取决于母体膳食中的钙、磷及维生素D的含量。中国居民膳食营养素参考摄入量（DRIs）建议孕期维生素D的参考摄入量为妊娠早期10微克（或400国际单位）。

John（1991年）认为低钙摄入会增加孕产期的危险因素，尤其增加妊娠和分娩时血压和浮肿，增大分娩危险性。近年来一些研究认为，孕期补钙可对血压的稳定产生有益的影响，可预防妊娠期高血压发生，但其确切作用机制还不甚清楚，有待进一步研究。

（2）铁

整个妊娠期需铁约1000mg，其中290mg用以满足胎儿需要，500mg供给母亲红细胞利用，胎盘需铁约250mg。育龄妇女因有月经每月失血30—50mL，故贮铁量不足，妊娠后期易患缺铁性贫血，谷物中的铁不易被吸收，而动物肌肉中的铁较易利用，以粮食为主食的国家应特别注意铁的补充。中国居民膳食营养素参考摄入量（DRIs）建议妊娠中、晚期的妇女铁的每天适宜摄入量分别是24mg和29mg，较正常妇女每天需要20mg有所增加。

如维生素C不足的孕妇，铁的供给量还应增多，防止妊娠期缺铁应在未孕时即增加铁的摄入量，在妊娠期至少有300mg的铁贮备。

关于母体铁营养状况与婴儿储铁的关系目前仍然存在不同看法。吴玥等（1989年）对170例临产的正常孕妇及其足月新生儿进行各项血液学指标测定。比较了正常及缺铁性贫血孕妇的新生儿铁营养状况，发现母亲铁营养状况与婴儿储铁无显著相关，即使孕妇有贫血，胎盘仍能从母体转运足够的铁给胎儿达到正常血红蛋白含量。但Puolakka（1980年）则认为母体血清铁蛋白$>50\mu g/L$者与母体血清铁蛋白$<50\mu g/L$者相比，其新生儿出生时与生后6个月时的血清铁蛋白值有显著差别。

（3）锌

锌参与多种酶的结构和功能，在蛋白质和核酸代谢、基因表达及免疫功能中发挥重要作用，而母体锌营养与胎儿体内锌水平关系密切，胎儿体内锌水平直接影响新生儿的生长发育。妊娠后3个月摄入锌不足，可导致胎儿生长受限、流产、先天畸形、胎死宫内等。

常红等（2004年）试验显示，脐血锌含量较高，表明胎盘对锌的运输是主动运输，同时孕妇膳食锌摄入量虽然增加，但血清锌仍低于未孕妇女，并随孕期进展而下降。结果显示，孕Ⅱ期锌摄入量、孕Ⅲ期动物食品锌与新生儿出生体重呈正相关。同时以孕Ⅱ期、孕Ⅲ期各营养素摄入量为自变量，新生儿出生体重为因变量进行逐步回归分析，进一步发现了锌与出生体重的正比关系，与国内外有关报道一致。

中国居民膳食营养素参考摄入量（DRIs）建议妊娠早、中和晚期的孕妇每天锌的参考摄入量为9.5mg、9.5mg和9.5mg。

（4）钠

妊娠期细胞外液增加，母体钠的需要量亦增加，血钠水平下降会产生肾素，而增加血管紧张素，与妊娠高血压症发生可能有关，目前不主张对孕妇严格限制钠的摄入。中国居民膳食营养素参考摄入量（DRIs）建议孕期妇女每天对钠的参考摄入量为1500mg（1g食盐含400mg钠）。

（5）碘

合成甲状腺素需要碘，甲状腺素能促进蛋白质合成，活化多种酶，调节人体物质代谢的能量交换。孕期缺碘会有严重后果。克汀病是最为极端的表现；但精神和神经功能轻微受损会导致日后学业表现欠佳，智力下降，这在正常儿童往往被忽视。

大多数缺碘的国家已实现食盐加碘。一半以上的家庭现在都已食用碘盐。在一些国家，食盐中的碘含量过高。但至少在欧洲，碘的监测显示仍有缺碘情况。缺碘地区的女性在怀孕以后，应多吃一些含碘较多的食物，并坚持食用加碘食盐。

中国居民膳食营养素参考摄入量（DRIs）建议成人每天参考摄入碘120微克，妊娠期的需要量增加，每天参考摄入量为230微克。

6. 脂溶性维生素

（1）维生素A

妊娠期需要量增加，维生素A对生长发育及嗅觉的正常发育均有作用。维生素A缺乏是全球许多地方的一个主要问题。维生素A缺乏高发的国家，孕期补充维生素A可使孕产妇的死亡率降低40%。但孕早期补充大剂量维生素A有可能致畸。β-胡萝卜素可以满足维生素A需求量的1/4，不会致畸，孕前补充会是最好的方式，低剂量维生素A可以从孕中期开始补充。我国对妊娠早期和中晚期的维生素A的每天参考摄入量分别为700μg RAE和770μg RAE。

（2）维生素D

维生素D与钙、磷代谢有关，而钙、磷又是形成骨骼所不可缺少的物质，对牙齿、骨骼的形成极为重要。如经常接触阳光，在一般膳食条件下，维生素D不致缺乏。摄入过多可致中毒，婴儿出现动脉硬化及精神发育迟缓，故使用鱼肝油必须遵守医嘱，我国建议维生素D的参考摄入量为妊娠早期10μg，妊娠中、晚期各10μg。

（3）维生素E

动物实验发现维生素E可以减少自然流产和死胎。临床应用治疗习惯性流产及不育症，但疗效未能肯定，妊娠期不需要增加维生素E的供给，正常情况下一般平衡的膳食就能满足需要。维生素E的适宜摄入量标准为每天14国际单位。食物中的来源为麦胚油、花生油、玉米油、芝麻油、绿叶蔬菜、肉类、蛋类、奶类以及鱼肝油等。

（4）维生素K

合成血液凝固所必须的凝血酶原，对防止母亲凝血障碍和新生儿期出血具有重要作用，妊娠最后数周给孕妇用维生素K可作为预防凝血机能障碍的常规治疗。

7. 水溶性维生素

（1）维生素 B_1

缺乏维生素 B_1 孕妇可致多发神经炎。中国居民膳食营养素参考摄入量（DRIs）建议孕早、中、晚期摄入量分别是 1.2mg、1.4mg、1.5mg。

（2）维生素 B_2

维生素 B_2 不足时影响蛋白质代谢及胎儿发育，中国居民膳食营养素参考摄入量（DRIs）建议孕早、中、晚期摄入量分别是 1.2mg、1.4mg、1.5mg。

（3）维生素 C

胎儿生长发育需要大量维生素 C，因其对胎儿骨骼和牙齿形成，造血系统的健全和机体抵抗力等都有促进作用。缺乏时会发生胎膜早破和新生儿死亡率上升。中国居民膳食营养素参考摄入量（DRIs）建议妊娠早、中晚期的孕妇维生素 C 的参考摄入量分别是每天 100mg 和 115mg。

（4）维生素 B_6

中国居民膳食营养素参考摄入量（DRIs）建议妊娠期每天维生素 B_6 的摄入量为 2.2mg，动物性食品，如蛋黄、肉类、鱼类、奶类、谷物种子外皮及卷心菜等均含有丰富的维生素 B_6。

（5）叶酸

叶酸可促进胎儿的正常发育和防止巨幼红细胞性贫血，叶酸缺乏可增加早产及神经管畸形。中国居民膳食营养素参考摄入量（DRIs）建议每天叶酸摄入量为 600 微克，应多食用动物的肝肾及含叶酸丰富的蔬菜。

（6）维生素 B_{12}

胎儿维生素 B_{12} 完全由母亲供给，缺乏时可致婴儿早熟及贫血。中国居民膳食营养素维生素 B_{12} 摄入量（DRIs）建议每天摄入量为 2.9 微克。

四、孕期妇女膳食原则

由于胚胎在不同孕期的发育速率不同，孕妇的生理状态、机体代谢变化和对营养需求也不同。按照妊娠生理过程及营养需求特点，《中国居民膳食指南》将孕妇膳食分为孕早期（1—12 孕周）、孕中期（13—27 孕周）、末期（28 孕周—分娩）3 个时期。

孕早期胎儿生长发育速率相对缓慢，且多数妇女出现恶心、呕吐、食欲下降等症状。因此孕早期的膳食应富营养、少油腻、易消化及适口，且不必强调饮食规律性，更不可强制进食，宜少食多餐，保证营养。怀孕早期应多摄入富含碳水化合物的谷类及水果，保证每天至少摄入 150g 碳水化合物（约合谷物 200g），以避免因脂肪分解产生酮体对胎儿早期脑发育造成不良影响。且应坚持补充叶酸（600μg/d）及戒烟禁酒。孕中、末期胎儿进入快速生长发育期，直至分娩。与胎儿的生长发育相适应，母体子宫、乳腺等生殖器官也逐渐发育，且母体还需为产后分泌乳汁储备能量及营养。因此，孕中、末期均需相应增加摄食量，以满足孕妇显著增加的营养需求。在一般人群膳食指南基础上，建议每日增加 50—100g 的鱼、禽、蛋、瘦肉的摄入量。鱼类作为动物性食物的首选，每周最好能摄入 2—3 次，每天还应摄入 1 个鸡蛋，除食用加碘盐外，每周至少进食一次海产品，以满足孕期碘的需要。适当增加奶类摄入，建议孕妇从孕中期开始，每日至少摄入 250mL 牛奶或相当量奶制品及补充 300mg 钙，或 400—500mL 低脂牛奶，以满足钙需求。常吃含铁丰富食物，因伴随从孕中期开始的血容量和血红蛋白的增加，孕妇为缺铁性贫血的高危人群，所以建议孕妇常吃含铁丰富的食物（动物血、肝脏、瘦肉等），同时补充 vitC 以促进铁的吸收。适量活动，每天应保证 1—2 小时的户外活动（散步、体操等）。适宜的身体活动有利于维持体重的适宜增长和自然分娩，户外活动还有利于改善 vitD 的营养状况，促进胎儿骨骼发育和母体自身骨骼健康。戒烟戒酒，少吃刺激性食物。

五、孕期妇女膳食注意事项

孕期饮食营养是优生的重要环节，我国历代医家都很重视孕期饮食保健。祖国医学用酸、苦、辛、甘、咸五味来概括食物之营养要素，认为五味与五脏有相应的关系，五味正常可促进五脏安和。饮食若过分偏嗜会使一脏机能偏盛，不仅损伤母体，对胎儿影响更大。故主张饮食宜淡泊不宜肥浓，宜轻清不宜重浊，宜甘平不宜辛热。

1. 准妈妈应慎吃哪些食物

对于孕妇来说，应尽量避免食用（不宜食用）或禁止食用一些对孕妇健康或胎儿生长发育带来不利影响的食物，又称"孕期禁口""忌食护胎""忌食养胎"等。这些孕期避免（不宜）或禁止食用的食物，轻者会影响到孕妇的健康或胎儿的发育，重者还可导致胎儿的畸形，甚或引起流产或早产。

（1）活血类食物

活血类食物能活血通经、下血堕胎，故孕期应避免食用。对其中活血化瘀作用较强，或体质虚弱的孕妇，则应禁食。属于此类的食物主要有桃仁、山楂、蟹爪等。近代药理研究表明，桃仁具有一定的抗凝血作用；山楂对妇女子宫有收缩作用；蟹爪常用于治疗产后瘀积腹痛、痕、难产等，其活血的作用较强，故孕期应禁止食用。

妇女孕期机体处于阴血偏虚、阳气偏盛的状态，而大辛大热类食物不仅能助生胎热，令子多疾，并可导致孕妇助阳动火，旺盛血行，损伤胎元，甚则迫血堕胎，故孕期应避免或禁止食用。在日常生活中，属于大辛大热类食物的多为辛香调料品，如肉桂、干姜、花椒、胡椒、辣椒、芥末、胡荽、大蒜等，以及羊肉、雀肉、鳗鲡鱼等。

孕期不宜食用大辛大热类食物，还由于容易损伤人体的津液，造成妇女孕期便秘。孕妇为了排便需要使用更大的力气，由此导致腹压增大，压迫子宫内的胎儿，亦可造成胎动不安，甚或自然流产、早产等不良后果。

（3）滑利类食物

滑利类食物虽能通利下焦，但易克伐孕妇的肾气。肾气损伤，则使胎失所系，进而导致胎动不安，甚或滑胎，故孕期应避免食用或忌食。属于此类的食物主要有薏苡仁、马齿苋、冬葵叶、苋菜、茄子、荸荠等。近代实验研究表明，薏苡仁油对兔与豚鼠离体子宫能增加其紧张度与收缩幅度；马齿苋汁亦对子宫有明显的兴奋作用，使子宫收缩频率增多，强度增大，易造成流产。

（4）烟、酒、毒品

烟酒为辛辣大热之物，孕妇应忌之。有调查报告，烟酒使胎儿生长发育延缓、智力减退、早产、畸形。甘德坤等（2006年）孕妇被动吸烟与足月出生小于胎龄儿的病例对照研究结果，单因素分析和多因素分析中都显示了足月出生小于胎龄儿的危险性显著增加。

（5）孕妇应少吃垃圾食物

孕期虽然有额外的营养需求，但是不应该放纵口欲，造成体重大幅增加。如果体重增加过快，不但身材变形、胎儿变成巨婴，更容易造成难产。

a. 任何甜味剂：如阿斯巴甜

——糖分含量高，最易促胖，而且，大量糖分的摄入还会影响牙齿的健康。需要调味的话可使用少量天然砂糖。

b. 糖果及巧克力

——糖果中的香料和色素，巧克力中的咖啡因，以及它们含有的大量糖分，对健康无益。建议孕程结束后再少量食用。

c. 可乐或人工添加甜味的果汁饮料

——这些饮料里面所含的食用添加剂对胎儿健康有不利影响。孕妇应饮用百分百的天然果汁、纯净水、矿泉水或直接吃水果。

d. 罐头水果

——可能含有防腐剂。请选用新鲜的时令水果。

e. 人造奶油

——含有色素以及添加剂，营养成分不高，且容易产生饱腹感，影响其他营养物质的吸收，建议不吃。

f.冰激凌、冰冻果汁露

——热量高，含各种添加剂，少吃。

g.含糖花生酱、腌制物、沙拉酱、美乃滋、意大利面酱

——热量高，含各种添加剂，少吃。

2. 准妈妈可以喝咖啡与茶吗

香浓的咖啡、清新的茶香，为人们增添了许多生活情趣，并已成为人们日常生活的一部分，对于职业女性来说更是解除压力的良方。但是，想要怀孕或已经怀孕的准妈妈要注意了，在怀孕的前三个月，每天喝超过三杯的咖啡或茶，会使流产的几率增加一倍！因为茶和咖啡都含有咖啡因，而咖啡因有可能会造成胎儿畸形和流产。

Fenster（1991年）研究结果显示，孕妇大量饮用含咖啡因的饮料对胎儿的发育有不利影响。其机理可能是咖啡因在消化道易被吸收，并能通过胎盘进行自由交换。由于咖啡因具有收缩血管作用，可使胎盘绒毛膜血流量显著减少；此外，咖啡因还使细胞间质内的一环磷酸腺普含量升高，直接干扰和妨碍胎儿在子宫内的发育。因此，妊娠早期最好不要饮用含咖啡因的饮料。

先前的研究提示，妊娠期间孕妇通过饮用咖啡、茶和可乐而摄入咖啡因可致胎儿在子宫内发育迟缓和早产。Hadeed（1993年）进一步阐明妊娠期间高咖啡因摄入可对胎儿的心血管、呼吸及中枢神经系统产生毒副作用，其结果将致新生儿时期出现心率失常、肌肉细颤和呼吸急促。因为，妊娠期间孕妇摄入咖啡因血浓度的80%可通过胎盘到达胎儿体内，其在胎儿体内的半衰期可达80小时。因此，妊娠期间应少用咖啡因制品。日本科学家的研究证明，孕妇如果每天饮5杯浓茶，将会导致出生的婴儿

体重不足。因茶叶中含有咖啡碱，对胎儿过分刺激，会产生不良影响。有人以为多饮红茶没关系，其实，红茶、绿茶都差不多。一杯 150mL 的红茶中约含咖啡碱 0.06mg，一杯同样的绿茶中约含咖啡碱 0.07mg。如果每天喝 5 杯茶，即等于服用 0.3—0.35mg 咖啡碱。

3. 孕妇禁食桂圆

千百年来，桂圆以其滋补气血、益心补脾而被人们作为滋补良药。产妇临盆，服之尤妙。由于分娩时要消耗较大的体力，对体质较弱的孕妇来说，临产喝上一碗温热香甜的桂圆汤，定能增加体力，安定情绪。

然而，对孕妇来讲，中医将其主要生理变化概括为："阳常有余，阴常不足。"因为孕妇受孕后，阴血聚以养胎。故大多导致阴血偏虚；阴虚常常滋生内热，孕妇往往出现大便燥结、口苦口干、心悸燥热、舌质偏红等胎热盛、肝火旺的症状。故孕期进补应遵循"产前宜凉忌温热"的原则。中医认为，桂圆性温、味甘，甘温极易助火，动胎动血。孕妇气机失调，引起胃气上逆、呕吐，日久则伤阴，出现热象，引起腹痛、"见红"等先兆流产症状，甚至引起流产或早产。

除桂圆外，人参、鹿茸、鹿角胶、鹿胎胶、胡桃肉等性热的药物，孕妇也均应谨慎用。若确实需要补，应选用一些清、平的补品为宜。

4. 怎样吃海鲜更安全

海鲜生吃应先冷冻、浇点淡盐水。牡蛎及一些水生贝类常存在一种"致伤弧菌"细菌。对肠道免疫功能差的人来说，生吃海鲜具有潜在的致命危害。美国研究人员发现，将牡蛎等先放在冰上，再浇上一些淡盐水，能有效杀死这种细菌，这样生吃起来就更安全。

海鲜忌与某些水果同食。鱼虾含有丰富的蛋白质和钙等营养物质，如果与含有较多鞣酸的水果同吃，会降低蛋白质的营养价值，而且容易使海鲜中的钙质与鞣酸结合，形成一种新的不易消化的物质。含有鞣酸较多的水果有柿子、葡萄、石榴、山楂、青果等。

虾类忌与维生素 C 同食。科学家发现，食用虾类等水生甲壳类动物同时服用大量的维生素 C 能够致人死亡，因为一种通常被认为对人体无害的砷类在维生素 C 的作用下能够转化为有毒的砷。

5. 什么是妊娠糖尿病？

妊娠合并糖尿病有两种情况，一种为原有糖尿病（DM）的基础上合并妊娠，又称糖尿病合并妊娠；另一种为妊娠前糖代谢正常，妊娠期才出现的糖尿病，称为妊娠期糖尿病（GDM）。糖尿病孕妇中 90% 以上为 GDM，糖尿病合并妊娠者不足 10%。

妊娠糖尿病之孕妇有可能在下次怀孕时再发生，复发率高达33%—69%，如果再次怀孕应及早告知医生并做检验。曾罹患此症之孕妇，中老年后出现糖尿病的几率比正常妇女高，17%—63% 将发展为 2 型糖尿病，但通过产后锻炼、饮食合理可减少将来糖尿病的发生。

与罹患妊娠糖尿病相关的因素有：种族、糖尿病家族史、肥胖、过去有不明原因的死胎或新生儿死亡、前胎有巨婴症、羊水过多症及孕妇年龄超过 30 岁、本次妊娠胎儿大于孕周或羊水过多等。若具有以上危险因素之一的孕妇，更应重视妊娠期间糖尿病的筛检。

妊娠糖尿病患者膳食控制之目标为：既能保证和提供妊娠期间热量和营养需要，又能避免餐后高血糖或饥饿性酮症出现，保证胎儿正常生长发育。

营养需求与正常孕妇相同，只不过必须更注意热量的摄取、营养素的分配比例及餐次的分配。此外，应避免甜食及高油食物的摄取，并增加膳食纤维。

原则1，注意热量需求

妊娠初期不需要特别增加热量，中、后期必须依照孕前所需的热量，再增加200大卡/天，其中糖类占50%—60%，蛋白质占20%—25%，脂肪占25%—30%。但要注意避免过分控制饮食，否则会导致孕妇饥饿性酮症及胎儿生长受限。

原则2，注意餐次分配

为维持血糖值平稳及避免酮血症发生，餐次的分配非常重要。因为一次进食大量食物会造成血糖快速上升，且母体空腹太久时，容易产生酮体，所以提倡少量多餐，将每天应摄取的食物分成5—6餐。由于清晨体内产生的胰岛素拮抗激素浓度最高，糖尿病孕妇早餐后血糖最难控制，所以，早餐量不宜过多，占全天总热量的10%，午餐和晚餐各占30%，其他为上午、下午及睡前加餐。

原则3，摄取正确糖类

碳水化合物摄入应占总热量50%—55%，妊娠晚期每天碳水化合物摄入量不低于250g，应尽量避免加有蔗糖、砂糖、果糖、葡萄糖、冰糖、蜂蜜、麦芽糖之含糖饮料及甜食，如有需要可加少许代糖，但应使用对胎儿无害的AcesulfameK。建议您尽量选择纤维含量较高的未精制主食，如：以糙米或五谷饭取代白米饭、选用全谷类面包或馒头等，食物纤维有降低空腹血糖和改善糖耐量的作用，所以建议每天供给 40g 左右膳食纤维。妊娠糖尿病孕妇早晨的血糖值较高，因此早餐淀粉类食物的含量必须较少。

原则 4，注重蛋白质摄取

为满足孕妇和胎儿生长发育需要，应保证蛋白质供应量占总能量的 15%—20%，在孕早、中、晚期需分别增加 0g，15g，30g 蛋白质，以优质蛋白质为主，如：蛋、牛奶、深红色肉类、鱼类及豆浆、豆腐等黄豆制品。

原则 5，油脂类要注意

适当降低脂肪供给量，占总能量 25%—30%，限制动物内脏等饱和脂肪酸摄入，增加不饱和脂肪酸摄入。

原则 6，适宜的维生素和微量元素

维生素供给量为：vit A 孕早期为 700μg RAE、孕中晚期均为 770μg RAE；vit D 孕早、中、晚期均为 10μg；vit B_1 孕早、中、晚期分别为 1.2mg、1.4mg、1.5mg；vit B_2 孕早、中、晚期分别为 1.2mg、1.4mg、1.5mg；vit B_6 孕早、中、晚期均为 2.2mg；vit B_{12} 孕早、中、晚期均为 2.9μg；vit C 孕早期 100 mg、孕中晚期 115mg；叶酸孕早、中、晚期均为 600μg。

微量元素每天推荐供应量为：钙在孕早期为 800mg，孕晚期为 1000mg，铁在孕中期至末期为 29mg，锌在孕早期为 9.5mg，孕中、晚期为 9.5mg，碘为 230μg。

许多检查出有妊娠糖尿病的准妈妈们，因为好不容易熬过许多怀孕初期的不适症状，正准备好好加强膳食以提供胎儿营养时，竟然不能随心所欲地吃，会感到既担心又沮丧。其实妊娠糖尿病孕妇的膳食与一般孕妇相似，只是需要控制每日及每餐的膳食摄取量、密切观察体重，必要时须依医师指示做自我血糖监测、尿酮测试。辛苦的控制及一切的忍耐都是为了准妈妈和宝宝的健康与安全，你一定会觉得很值得，并且也会为自己的毅力感到骄傲的！

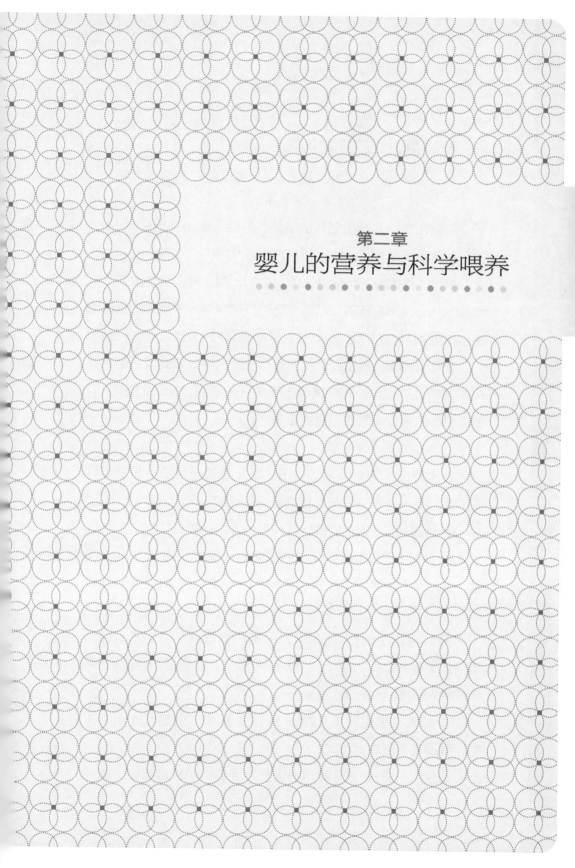

第二章
婴儿的营养与科学喂养

一、婴儿的生理特点

1. 新生儿的生理特点

新生儿自胎儿娩出后从脐带结扎开始，至出生后未满 28 天前，按年龄段划分，此期实际包含在婴儿期内。

新生儿刚刚离开母体开始独立生活，周围环境骤然改变，迫使新生儿必须适应新的、不断变化的外部环境。新生儿出生时的平均体重是 2500 克到 4500 克，平均身高为 45 厘米到 50 厘米。

在营养方面，新生儿从孕妇提供全部营养过渡到胃肠道吸收提供营养，对母体外的环境还不能很好地适应，如果喂养不当，就容易导致新生儿营养不良甚至患病。

2. 婴儿期的生理特点

婴儿是指 1 周岁以内的孩子。婴儿在这个阶段生长发育特别迅速，是人一生中生长发育最旺盛的阶段。

① 体重可以达到出生时 3 倍左右，为 9000—10000 克。

② 身长在出生时为 45—50 厘米，一般每月增长 3—3.5 厘米，到 4 个月时增长 10—12 厘米，1 岁时可达到出生时 1.5 倍左右。

③ 头围出生时约 34 厘米，前半年增加 8—10 厘米，后半年增加 2—4 厘米，1 岁时平均为 46 厘米。以后增长速度减慢，到成年人时约为 56—58 厘米。

④ 胸围在出生时比头围要小 1—2 厘米，到婴儿 4 个月末时，胸围与头围基本相同。

⑤ 婴儿出生后一段时间内仍处于大脑的迅速发育期，脑神

经细胞数目还在继续增加，需要充足均衡合理的营养素（特别是优质蛋白）的支持，所以对热能、蛋白质及其他营养素的需求特别旺盛。

要满足快速成长的婴儿的需要，就必须提供充足均衡合理的营养。

3. 婴儿消化系统及相关器官的发育特点

为了正确合理地喂养婴儿，非常有必要了解该时期的婴儿的消化器官的发育情况，从而根据婴儿的特殊生理特点和营养需求，进行合理喂养，保证婴儿营养需求。

（1）口腔

足月新生儿出生时已具有较好的吸吮及吞咽功能，颊部有坚厚的脂肪垫，有助于吸吮活动，早产儿则较差。新生儿及婴幼儿口腔黏膜薄嫩，血管丰富，唾液腺发育不够完善，唾液分泌少，口腔黏膜干燥，易受损伤和细菌感染；3—4个月时唾液分泌开始增加。婴儿口底浅，不能及时吞咽所分泌的全部唾液，常发生生理性流涎。

（2）食管

婴儿的食管呈漏斗状，黏膜纤弱、腺体缺乏、弹力组织及肌层尚不发达，食管下段贲门括约肌发育不成熟，控制能力差，常发生胃食管反流。如吸奶时吞咽过多空气，易发生溢奶。

（3）胃

新生儿胃容量为30—60mL，后随年龄而增大，1—3个月时90—150mL，1岁时250—300mL。婴儿胃呈水平位，当开始行走时其位置变为垂直；胃平滑肌发育尚未完善，在充满液体食物后易使胃扩张；由于贲门和胃底部肌张力低，幽门括约肌发育较好，故易引起幽门痉挛出现呕吐。

胃排空时间随食物种类不同而异，水的排空时间为 1.5—2 小时；母乳 2—3 小时；牛乳 3—4 小时；早产儿胃排空更慢，易发生胃潴留。

（4）肠

儿童肠管相对比成人长，一般为身长的 5—7 倍（成人仅为4 倍），或为坐高的 10 倍，婴儿肠黏膜肌层发育差，肠系膜柔软而长，结肠无明显结肠带与脂肪垂，升结肠与后壁固定差，易发生肠扭转和肠套叠。肠壁薄，故通透性高，屏障功能差，肠内毒素、消化不全产物等过敏原可经肠黏膜进入体内，加之口服耐受机制尚不完善，容易引起全身感染和变态反应性疾病

（5）肝

年龄越小，肝脏相对越大。婴儿肝脏结缔组织发育较差，肝细胞再生能力强，不易发生肝硬变，但易受各种不利因素的影响，如缺氧、感染、药物中毒等均可使肝细胞发生肿胀、脂肪浸润、变性坏死、纤维增生而肿大，影响其正常生理功能。婴儿时期胆汁分泌较少，故对脂肪的消化、吸收功能较差。

（6）胰腺

分为内分泌和外分泌两部分。婴幼儿时期胰腺液及其消化酶的分泌极易受炎热天气和各种疾病影响而被抑制，容易发生消化不良。酶的出现顺序为：胰蛋白酶最先，而后是糜蛋白酶、羧基肽酶、脂肪酶，最后是淀粉酶。

（7）肠道细菌

在母体内，胎儿的肠道是无菌的，生后数小时细菌即侵入至肠道；肠道菌群受食物成分影响，单纯母乳喂养儿以双歧杆菌占

绝对优势；人工喂养和混合喂养儿肠内的大肠杆菌、嗜酸杆菌、双歧杆菌及肠球菌所占比例几乎相等。正常肠道菌群对侵入肠道的致病菌有一定的拮抗作用。

二、婴儿的营养需求

婴儿对营养素的需要量与成人存在很大差异，婴儿愈小，相对体重而言的营养素需求量就愈高。同时由于婴儿体内营养素的储备量相对较小，适应能力也差。一旦不能及时合理地摄入各种营养素或者发生消化功能紊乱，短时间内就可明显影响婴儿的发育进程。

1. 热量

以单位体重表示，正常新生儿每天所需要的能量是成人的3—4倍。正常婴儿初生时需要的热卡为每日每公斤体重100—120千卡（418—502千焦），而成人为每日每公斤体重30—40千卡（126—167千焦）。热量的需要在婴儿初生时为最高点，以后随月龄的增加逐渐减少，1岁左右时减至80—100千卡（335—418千焦）。

2. 蛋白质

蛋白质的主要功能是维持婴幼儿的正常新陈代谢，保证身体的生长及各种组织器官的成熟。婴儿时期的身体需要大量的蛋白质，而且对蛋白质的质量要求也很高，也就是说要有足够的优质蛋白质供给。母乳可以为新生儿提供生物价很高的蛋白质，而人工喂养的婴儿蛋白质的质量相对低于母乳。所以，人工喂养蛋白质的需要量高于母乳喂养者。母乳喂养时蛋白质需要量为每日每公斤体重1—3克；牛乳喂养时为3.5克；主要以大豆及谷类蛋白质供给时则为4克。

另外，婴幼儿必需氨基酸的需要量远高于成人。必需氨基酸是人类生长发育所必不可少的氨基酸，而且在人体内不能通过其他物质来合成，只能从食物中摄取。同时由于婴儿体内的酶功能尚不完善，所以婴儿必需氨基酸的种类也多于成人，即对于成人来说是非必需氨基酸，而对于婴儿来说是必需氨基酸，如半胱氨酸、酪氨酸和牛磺酸等。由于婴儿自身不能合成这些氨基酸，只能从食物中供给。一般动物性蛋白中必需氨基酸的质和量都高于植物性蛋白，所以，喂养婴儿最好还是用动物性蛋白，如母乳或牛乳。母乳中的蛋白质含有各种婴儿所必需的氨基酸，也包括半胱氨酸和酪氨酸在内。

摄入过量的蛋白质对婴儿而言，不但没有益处，反而可能是有害的。摄入过量的蛋白会加重婴儿未成熟的肾脏的负担，甚至会发生腹泻、脱水、酸中毒等。

3. 脂类

脂类是膳食的必需组成部分，是热能的主要来源，也是必需脂肪酸的来源和脂溶性维生素（A、D、E、K）的载体。婴幼儿需要各种脂肪酸和脂类，初生时脂类占总热能的45％—50％，随月龄的增加，逐渐减少到占总热能的30％—40％。同必需氨基酸一样，必需脂肪酸也是人类生长发育中所必需的，只能从食物中摄取的一类脂肪酸。婴儿神经系统的发育需要必需脂肪酸的参与。

脂类摄入过多可引起食欲不振、消化不良及肥胖等不良结果。

4. 碳水化合物

与成年人一样，婴儿也需要碳水化合物，碳水化合物也是最丰富最经济的能量来源。婴幼儿期碳水化合物以占总热能的50％—65％为宜。碳水化合物的主要来源是糖类和淀粉。婴儿的碳水化合物摄入量在头8个月内增加迅速，第8个月时碳水化合物每天膳食摄入量基本达到110克，已经是第一个月的2倍左右。随后的月份，碳水化合物膳食摄入逐步增加。

早期婴儿碳水化合物主要来源于乳中的乳糖。新生儿的乳糖酶活性比成人高，所以对奶中所含的乳糖能很好的消化吸收。

5. 矿物质

（1）钙和磷

钙和磷大部分存在于骨骼和牙齿中，软组织中的钙在维持神经、肌肉功能和细胞膜完整性方面起着重要作用。钙也是某些酶系统的辅助因子，在激素的释放、血液的凝固、肌肉的收缩和神经冲动的传递等方面也需要钙。软组织中的磷也有多种功能，例如它是RNA、DNA和磷脂的构成成分，磷的化合物是能量代谢的重要组成部分。体液中的磷又是机体酸碱平衡缓冲系统所必需的。

婴幼儿时期，生长发育旺盛，对钙需求量较多，如长期钙摄入量不足，并伴随蛋白质和维生素D缺乏，可引起生长发育迟缓，新骨结构异常，骨钙化不良，骨骼变形，发生佝偻病。我国南方地区发病率在20％左右，北方有些地区更高达50％，该病多见于2岁以下婴幼儿，特别是早产儿和新生儿。故应该对婴幼儿补充充足的钙和维生素D，并要求钙、磷比例适宜。

中国居民膳食营养素参考摄入量（DRIs）建议，婴儿的钙磷比以 1.6—1.8 为宜，0—6 个月婴儿每天钙的参考摄入量为 200mg，7—12 个月婴儿每天参考摄入量为 250mg。

（2）铁

体内的铁可以简单分为两部分，一部分称之为必需铁，它存在于血红蛋白、肌红蛋白和某些酶中；另一部分构成可动员的贮备铁。必需铁参与血红细胞形成及氧、电子的传递。缺铁影响血红蛋白和血红细胞的合成以及氧的代谢，即为缺铁性贫血。

铁的吸收和许多膳食因素有关系，如植酸盐和磷酸盐能干扰铁的生物利用，而维生素 C 和有机酸能促进铁的吸收。血红素铁较非血红素铁容易被吸收。某些固体食物会影响铁的生物利用，因此，首先添加给婴儿的辅食应该是富含铁的米粉。

婴儿出生时体内的铁储存量大致与出生体重成比例。足月儿平均身体的铁储存可满足 4—6 个月的需要。铁缺乏是婴儿最常见的营养缺乏症。尽管母乳的含铁量低于大多数配方食品，但是，母乳喂养的婴儿铁缺乏却较少见。6 个月以后的婴儿即需从膳食中补充铁。

中国居民膳食营养素参考摄入量（DRIs）建议：0—6 月龄婴儿每天铁的参考摄入量为 0.3mg；7—12 个月婴儿每天铁的适宜摄入量为 10mg。

（3）锌

锌是体内很多酶的重要组成成分之一，并参与核酸和蛋白质的代谢，尤其是对细胞复制等基本生命过程产生影响，锌是味觉素（影响味觉和食欲）的结构成分，锌还与生育、机体的免疫活性均有关。

中国居民膳食营养素参考摄入量（DRIs）建议 0—6 月龄婴

儿每天锌的参考摄入量为 2.0mg，7—12 月龄婴儿为 3.5mg。

（4）钠

据报告（Forbes1952 年），婴儿出生后 3 个月内每日约需钠 11.5mg/kg，6 个月时为 4.6mg/kg 以供生长，而婴儿每日从皮肤丢失的钠量为 9—16mg/kg（Cook，1950 年），两者合并计算，婴儿每日给予 23mg/kg 即可满足需求。我国婴儿每日摄入乳量 700—850mL，一日从母乳中可获取 115—138mg 钠，基本与上述 23mg/kg 相当，所以以母乳喂养婴儿不必额外补充钠，即可满足需求。

中国居民膳食营养素参考摄入量（DRIs）关于钠的适宜摄入量为 0—6 个月婴儿每天 170mg，7—12 个月婴儿每天 350mg。

（5）碘

碘是人体必需元素之一，甲状腺利用碘和酪氨酸合成甲状腺激素，故碘的生理作用是通过甲状腺激素来完成的。甲状腺素能促进物质分解代谢，维持基本生命活动，促进婴童的身高、体重、骨骼、肌肉的增长和发育。

特别是在脑发育的临界期内（从妊娠开始到出生后 2 岁），神经系统的发育依赖于甲状腺素的存在，神经系统的发育必需甲状腺素的参与，碘的缺乏会导致不同程度的脑发育落后，而且这种脑发育障碍在临界期以后再补充碘或者甲状腺素也不可以逆转的。

机体缺碘所导致的一系列障碍统称为碘缺乏病。其临床表现取决于缺碘的程度（轻、中、重），缺碘时机体所处的发育时期（胎儿期、新生儿期、婴幼儿期、青春期和成人期），以及机体对缺碘的反应性或对缺碘的代偿适应能力。部分碘缺乏病的表现详见表2-1：

表2-1　碘缺乏病的表现

发育时期			碘缺乏病的表现
胎儿期			流产、死胎、先天畸形
			围产期死亡率增高、婴幼儿期死亡率增高
	地方性克汀	神经型	智力落后、聋哑、斜视、痉挛性瘫痪、不同程度的步态和姿态异常
		黏肿型	黏液性水肿、侏儒、智力落后神经运动功能发育落后
			胎儿甲状腺功能减退
新生儿期			新生儿甲状腺功能减退、新生儿甲状腺肿
婴幼儿期			甲状腺肿、甲状腺功能减退、智力发育障碍、体格发育障碍、单纯聋哑

中国居民膳食营养素参考摄入量（DRIs）关于碘的参考摄入量为0—6月龄每天85μg，7—12月龄每天115μg。

6. 维生素

（1）维生素A

维生素A（视黄醇）是上皮组织完整和上皮细胞正常生长所必需的，也是骨骼生长、夜视和神经系统发挥正常功能所必需的。

中国居民膳食营养素参考摄入量（DRIs）关于婴儿维生素A的参考摄入量为0—6月龄每天300μg RAE，7—12月龄每天350μg RAE。

（2）维生素D

维生素D与钙、磷代谢有关，而钙、磷又是形成骨骼所不可缺少的物质，对牙齿、骨骼的形成极为重要。但它的摄入量随日照的多少而有所不同。夏天婴儿的户外活动较多，日照也比较充裕，可以少补充或不补充。冬天婴儿接受的日照少，可以适当补充。摄入过多可致中毒，婴儿出现动脉硬化及精神发育迟缓，故使用鱼肝油必须遵守医嘱。中国居民膳食营养素参考摄入量（DRIs）建议 0—12 月龄婴儿维生素 D 的参考摄入量为 10 微克，即 400 国际单位。

（3）维生素 B_1

维生素 B_1，又称硫胺素，它是脱羧反应的一种必需辅酶，因此在最终的能量代谢过程中非常重要，硫胺素的缺乏最主要的结果就是碳水化合物代谢受损害并发生脚气病。维生素 B_1 是水溶性的，可以从尿中排泄，它在体内贮存量不多，因而建议每日膳食补充。中国居民膳食营养素参考摄入量（DRIs）关于 0—6 个月婴儿和 7—12 个月婴儿维生素 B_1 的参考摄入量为每天 0.1mg 和 0.3mg。

（4）维生素 B_2

维生素 B_2，又称核黄素，它参与体内生物氧化与能量生成，还参与维生素 B_6 和烟酸的代谢，最近研究表明核黄素还与体内的抗氧化防御体系有密切关系。我国居民膳食以植物性食物为主，核黄素摄入不足是存在的重要的营养问题。

中国居民膳食营养素参考摄入量（DRIs）关于 0—6 个月婴儿和 7—12 个月婴儿维生素 B_2 的参考摄入量为每天 0.4mg 和 0.5mg。

（5）维生素 C

维生素 C 的功能是多方面的，它参与苯丙氨酸和酪氨酸的代谢，参与胶原和纤维组织细胞内物质的生成，参与牙齿和骨骼的生长，作为一种还原剂能促进铁的吸收，还增强伤口愈合和抗感染能力。维生素 C 缺乏导致坏血病，其特征是牙龈肿胀和出血，伤口愈合不好，瘀点，生长迟缓和骨异性。

人体自身不可以合成维生素 C，必需从食物中获取，中国居民膳食营养素参考摄入量（DRIs）关于 0—6 个月婴儿和 7—12 个月婴儿维生素 C 的参考摄入量均为每天 40mg。

（6）其他维生素

中国居民膳食营养素参考摄入量（DRIs）建议的其他维生素摄入量建议值可参考本书附录 2 表 6。

7. 水

正常婴儿对水的每日绝对需要量为每公斤体重 75—100 毫升。可是，由于婴儿从肾、肺和皮肤丢失水较多，以及代谢率较高，与较大的儿童和成人相比，婴儿易发生脱水，失水的后果也比成人更严重。因此，建议每日每公斤体重供给水 150 毫升。

三、婴儿的膳食原则

婴儿时期是人体一生中生长发育最快的时期，在这个阶段生长发育特别迅速，是人一生中生长发育最旺盛的阶段。这样的生长速度即使在青春发育期也是无法相比的。快速的生长发育需要补充单位体重更多的营养；同时由于婴儿时期，消化系统不能与成人相提并论，需要补充更加优质的营养满足生长所需。所以，婴儿时期的营养补充比任何年龄阶段都更加重要。如果长期营养供应不足，生长发育就会受到阻碍，甚至停止，不仅仅婴儿当时的健康状况受影响，还会因为失去发育的最佳期影响一生的健康。因此婴儿期的营养对人体一生的体质是非常重要的。

各种营养的补充，关键在于满足生长发育的需求。根据婴儿期不同的生理特点和营养需求，婴儿期的营养可以大致分为两个阶段，即 0—6 个月和 7—12 个月。其中 0—6 个月以内的婴儿（含新生儿）只吃母乳就可以满足其营养需求，6 个月以后，单纯的母乳已经不能满足婴儿的营养需求，应开始逐渐添加一些辅食来补充营养。

1. 婴儿最理想的食物是母乳

6 个月以内婴儿的生长速度较快，所以需要的营养素较多，但消化吸收功能未发育成熟，两者之间存在着矛盾。这一时期婴儿的消化道只对乳类特别是母乳的适应性较好。所以，此时婴儿最理想的食物是母乳。

母乳喂养对于小婴儿来说有着任何食物都不可替代的优点，母乳有着完全的营养素，也就是说母乳能够提供出生后 6 个月以内婴儿生长发育所需的全部营养素。其中的蛋白质、脂肪和糖类等物质之间有着合适的比例和相对稳定的浓度以及最好的吸收率。

母乳的营养丰富，能够满足婴儿生长所需。母乳和牛乳的营养成分比较详见表 2-2。

母乳中含有以下营养成分：

蛋白质

母乳蛋白质含量为每升 11—13 克，约是牛乳中含量的 1/3，但母乳中乳清蛋白占总蛋白的 60％以上，酪蛋白只占 40％（乳清蛋白：酪蛋白 =1.5：1）。牛乳则相反，80％以上为酪蛋白，乳清蛋白低于 20％。乳清蛋白遇胃酸生成的凝块较小而酪蛋白凝块较大，细小的凝块更容易消化吸收，所以对婴儿来说，母乳更易消化吸收。

脂肪

母乳脂肪粒小，易消化。母乳含较多的不饱和脂肪酸和必需脂肪酸（亚油酸高于牛乳 4—5 倍）。胆固醇含量也高于牛乳。而必需脂肪酸和胆固醇对于婴儿神经系统的发育是很重要的。

糖类

母乳中乳糖含量高，对婴儿大脑发育特别有利。乳糖还能够促进乳酸杆菌（Lactobacillus）、双歧杆菌繁殖，抑制致病菌繁殖，减少肠道感染和发生腹泻的机会。

无机盐

母乳中的无机盐含量较牛乳少，新生儿的肾功能尚未发育完善，母乳喂养不增加肾脏负担。且母乳钙与磷的比例更加适宜婴儿（钙：磷 =2：1）。母乳中的铁含量虽不高，每升只有 1 毫克，但其吸收率在 50％ 以上，比其他乳的生物利用率都高，能适应初生婴儿头几个月的需要。初乳中还含有很高的锌，同时吸收率也较好。

免疫因子

母乳，特别是初乳中含有多种免疫因子，如分泌型免疫球蛋白及乳铁蛋白、溶酶体等，有利于婴儿疾病的预防。母乳中所含各种防御因子及对人体的保护作用详见表 2-3。

其他

牛磺酸是一种有助于婴儿神经系统发育的氨基酸衍生物，在母乳中的含量比牛乳中要高 10 倍。此外，母乳卫生、安全、经济、便利，并有利于建立良好的母子关系。

表 2-2　等量母乳和牛乳特点的比较

成　分	母　乳	牛　乳
能　量	290 千焦（70 千卡）	290 千焦（70 千卡1）
相对密度	1.028—1.033	1.028—1.033
pH	8.97	6.57
蛋白质（克/100 克）	0.9	3.3
酪蛋白	0.4	2.7
乳清蛋白	0.4	0.4
乳球蛋白	0.2	0.2
水（克/100 克）	88	88
脂肪（克/100 克）	3.8	3.8
不饱和脂肪（%）	8	2
乳糖（克/100 克）	7	4.8
矿物质（毫克/100 克）	200	800
钙（毫克/100 克）	34	17
磷（毫克/100 克）	15	92
钠（毫克/100 克）	15	58
钾（毫克/100 克）	55	138
镁（毫克/100 克）	4	12
铜（毫克/100 克）	0.04	0.03
铁（毫克/100 克）	0.05	0.05
锌（毫克/100 克）	0.4	0.4
碘（微克/100 克）	0.003	0.005
维生素 A（国际单位/1000 毫升）	1898	1025
维生素 B_1（微克/1000 毫升）	160	440
维生素 B_2（微克/1000 毫升）	360	1750
烟酸（微克/1000 毫升）	1470	940
维生素 B_6（微克/1000 毫升）	100	640
叶酸（微克/1000 毫升）	52	55
维生素 B_{12}（微克/1000 毫升）l	0.3	4
维生素 C（毫克/1000 毫升）	43	11
维生素 D（国际单位/1000 毫升）	22	14
维生素 E（毫克/1000 毫升）	2	0.4
维生素 K（微克/1000 毫升）	15	60

表 2-3　母乳中主要的防御因子及保护机制

防御因子	保护机制
双歧生长因子	刺激乳酸杆菌生长以产生有保护作用的有机酸
乳铁蛋白	所含铁未达到饱和，与细菌竞争铁质而干扰细菌繁殖
脂 质	防御合胞病毒及蓝氏贾第鞭毛虫
溶菌酶	溶解细菌的细胞壁
低聚糖	干扰肠道细菌及毒素与上皮接触
分泌型免疫球蛋白 A	防止病原体依附上皮细胞并能中和细菌毒素
中性粒细胞、巨噬细胞及淋巴细胞	协助黏膜免疫

在母乳喂养过程中，特别值得一提的是初乳。一般而言，宝宝出生 7 天内妈妈所分泌的乳汁叫初乳。

初乳有什么特点呢？

① 初乳的颜色为黄白色，这是由于初乳富含 β - 胡萝卜素之故。

② 初乳较稠，因为初乳含有较多的蛋白质和有形物质。

③ 初乳中含有较多的免疫球蛋白 A（IgA），尤其是分泌型 IgA 含量很多，分泌型 IgA 可以分布在孩子的消化道黏膜、呼吸道黏膜和泌尿道黏膜表面上，从而有效地保护机体免受病原微生物的侵袭。

④ 初乳中的脂肪、乳糖含量较少，更有利于新生儿消化吸收。初乳中含有较多的牛磺酸，新生儿早期缺乏合成这种氨基酸的能力，初乳中的牛磺酸正好弥补了这种不足。牛磺酸对孩子大脑及神经系统功能、智能发育，对视力的发育都有重要的意义。

通过上面的叙述，我们知道了初乳是质量最好的母乳。所以，宝宝出生后应尽早地让他吸吮母乳，不要把宝贵的初乳白白地浪费掉。

2. 断奶期婴儿应该及时添加辅食

4个月以后随着婴儿的长大，体重增加，对能量及各种营养素的需求增加，但母乳分泌量和母乳中营养物质的含量不能随之增加，所以单靠母乳和其他乳类已不能完全满足婴儿的营养需要。而且，4—6个月后婴儿体内铁的储备也已大部分被利用，因而需要及时从食物中补充。否则，婴儿易发生营养不良性贫血。因此，在继续用母乳的同时，6个月开始逐步添加辅助食品是十分必要的。

辅食的添加原则如下：

① 辅食添加时间应符合婴儿生理特点，过早添加不适合消化的辅食，会造成婴儿的消化功能紊乱，辅食添加过晚，会使婴儿营养缺乏。同时不利于培养婴儿吃固体食物的能力。

② 添加辅食的品种由一种到多种，先试一种辅食，过3天至一星期后，如婴儿没有消化不良或过敏反应再添加第二种辅食品。

③ 辅食添加的数量由少量到多量，待婴儿对一种食品耐受后逐渐加量，以免引起消化功能紊乱。例如，喂婴儿鸡蛋黄可先从1/8个开始，逐渐增加至全蛋黄。

④ 食物的制作应精细，从流质开始，逐步过渡到半流质，再逐步到固体食物，让婴儿有个适应过程。

此外，应注意辅食添加时间，天气过热和婴儿身体不适时应暂缓添加新辅食以免引起消化功能紊乱；还应注意食品的卫生，以免发生腹泻。

四、婴儿的膳食方案

婴儿除了乳以外食物的添加，既不是可有可无，也不是随心所欲，而是有一定规则的。对于不同月龄的婴儿来说，可添加的食物和营养素是不同的，一定要按顺序逐步添加。做父母的千万不要心急，"拔苗助长"有害无益。

人乳中维生素 D 含量较低，鼓励家长让婴儿尽早户外活动，促进皮肤的光照合成维生素 D。婴儿从 2 周左右就要开始添加维生素 D 400IU/d。

4—6 个月：婴儿在 4 个月时唾液分泌增加，唾液中的酶开始能消化淀粉类食物。添加辅食的时间应根据婴儿体格、神经发育以及摄食技能、社交技能几方面发育情况决定，一般应在婴儿体重达到 6.5—7kg，能保持姿势稳定、控制躯干运动、扶坐、用勺进食等，此时多为 4—6 月龄。

4—6 月龄添加辅食以泥状食物为主，菜泥、水果泥、蛋黄泥、含铁配方米粉为主。

7—9 个月：以末状食物为主，稀（软）饭、肉末、菜末、蛋、肉泥、禽肉泥、猪肉泥、肝泥、蛋羹、豆腐、碎菜、配方米粉等。

10—12 个月：以碎食物为主。除前面提到的食物外，可添加软面条、馒头、水果等。

4—6 个月婴儿辅食配制方法

米汤粥：大米 2 小匙，把大米洗干净放在锅内泡 30 分钟，然后加水 120mL 煮，开锅后再用微火煮 40—50 分钟。

青菜粥：大米 2 小匙、水 120 毫升、切碎的青菜心（菠菜、油菜、白菜等的菜叶）1 小匙。把米洗干净加适量水泡 1—2 小时，然后用微火煮 40—50 分钟，停火前加入碎菜，再煮 10 分钟左右。

土豆泥：中等个头的土豆 1/7 个、冲调好的贝因美奶液 30—50mL、黄油 1/4 小匙。把土豆洗净削去皮后放锅内煮或蒸，熟后用勺子将土豆研成泥状，再加入冲调好的奶液，搅拌煮至黏稠状。

鲜红薯泥：红薯 50 克，贝因美葡萄糖少许。将红薯洗净，去皮、切碎捣烂，稍加温水，放入锅内煮 15 分钟左右，至烂熟，加入贝因美葡萄糖少许，稍煮即可。

蛋黄土豆泥：取煮熟的蛋黄 1/2 个进行捣碎过滤（防止颗粒进入）；把切碎的土豆煮软捣碎后加入蛋黄和冲调好的贝因美奶液中进行混合，然后放火上少许加热。

7—9 个月婴儿辅食配制方法

鸡肉末碎菜粥：大米粥 100g，鸡肉末 50g，碎青菜 50g，盐 3g，鸡汤、植物油少许。在锅内放入少量植物油，烧热，把鸡肉末放入锅内煸炒，然后放入碎菜，炒熟后放入白米粥煮开。

豆腐羹：嫩豆腐 50 克，鸡蛋一个，放在一起打成糊状，再放精盐 3g，加 50—100mL 水搅拌均匀，蒸 10 分钟，加点香油精即可。

蛋肉粥：大米粥 1 碗，熟鸡蛋大半个，切成末，瘦肉末半两（事先用油煸好），将大米粥放入锅内，放入蛋末、肉末，调好味即可。

曙光豆腐：过滤豆腐 50 克、西红柿末 50 克、肉汤 30 克、盐 3 克。把豆腐放热水中煮一下后放竹筐内控去水分，然后放入锅内，再加入切碎的西红柿和肉汤，边煮边混合，煮好后加少量盐，使其具有淡淡的咸味。

南瓜豆腐糊：过滤豆腐 50 克、过滤南瓜 50 克、肉汤 100 毫升、橄榄油 4 滴。把豆腐放热水中煮后过滤；把南瓜煮软过滤，然后放入过滤豆腐锅内，再加肉汤均匀混合后放火上煮，煮片刻后加入橄榄油。

豆腐鸡蛋羹：蛋黄 1/2 个、豆腐 2 小匙、肉汤 1 大匙。将过滤蛋黄研碎；把豆腐煮后控去水分后过滤，然后把蛋黄和豆腐一起放入锅内，加入肉汤，边煮边搅拌混合。

猪肝汤：研碎的猪肝 30 克、土豆泥 50 克、肉汤 100 毫升、菠菜叶少许。泡掉猪肝中的血后放开水中煮熟并研碎；将土豆煮软研成泥状并与猪肝一起放入锅内加肉汤用微火煮，煮至适当浓度后表面撒些菠菜叶加盐 3 毫克即停火。

鸡肉土豆泥：土豆泥 50 克、鸡肉末 10 克、鸡汤 100 毫升、冲调贝因美奶液 100 毫升。把鸡肉末、土豆泥和鸡汤一起放入锅内煮半成熟后放容器内研碎，再在锅内加少量贝因美奶液，继续煮至黏稠状。

猪肝泥：猪肝 50 克，芝麻香油 1 克，酱油、精盐各少许。将猪肝洗净，横剖开，去掉筋和脂肪，放在菜板上，用刀轻轻剁成泥。将肝泥放入碗内，加入芝麻香油及精盐 3 毫克调匀，上锅蒸 20—30 分钟即成。（一定要去掉猪肝上的筋和脂肪。这些东西婴儿是无法消化的）。

10—12 个月婴儿营养餐

婴儿生长到 10—12 个月时，门牙已出 7—8 个，胃功能增强，活动量增大，让婴儿多食营养丰富的食物。

10—12个月婴儿每日参考食物如表2-4，其营养餐谱如表2-5、表2-6所示。

表2-4　10—12个月婴儿每日参考食物

品　种	食　品
谷　类	40—110克
蔬菜水果类	25—50克
蛋黄或鸡蛋	1个
鱼、禽、肉类	24—40克
植物油	5—10克
奶　类	母乳、牛乳及代乳品，450毫升
蔬　菜	白菜、菠菜、萝卜、青椒、茄子，50克
水　果	苹果、香蕉、西瓜、橘子、桃，50克

表2-5　10—12个月婴儿营养餐谱（一）

时　间	06：00	09：00	12：00	15：30	18：30	睡　前
星期一	奶、鸡蛋	贝因美磨牙饼干、果汁	肉末包子、碎小白菜汤	奶、果泥	大米软饭、鱼	奶
星期二	奶、蛋黄、馒头	米粉、水果	青菜鸡肉面	奶、果泥	小馅饼、菠菜鸡蛋肉汤	奶
星期三	奶、蛋黄、饼干	贝因美小馒头、水果汁	大米绿豆软饭、鱼、排骨豆角汤	奶、水果	黄瓜鸡汤、面　条	奶
星期四	奶、饼干	馒头片、西红柿汁	小米饭、黄瓜片炒肉	奶、水果	肉末青菜饺子、鸡蛋银耳汤	奶
星期五	蛋、奶、小肉包子	馒头片、果汁	黑米饭、小白菜肉丸子	奶、水果	软饭、青椒炒猪肝、茄子、土豆炖肉	奶
星期六	奶、发糕、鸡蛋	豆奶、饼干	肉末炒胡萝卜、冬瓜片	奶、水果	小花卷、紫菜虾皮肉、菜花炒肉	奶
星期日	豆奶、馒头片、鸡蛋	果汁、米粉	猪肝粥、奶	水　果	鸡蛋羹小豆包	奶

表2-6 10—12个月婴儿营养餐谱（二）

时 间	06：00	09：00	12：00	15：30	18：30	睡 前
星期一	蛋奶、馒头片	豆奶、水果、点心	大米烂饭、猪肝炒菠菜、紫菜虾皮汤	馄饨、水果	小米粥、肉炒豆腐干、菜花炒肉	奶
星期二	蛋奶、面包	饼干、水果	小馅饼、紫菜虾皮汤	青菜鸡汤面	小肉包子、小白菜汤	奶
星期三	蛋奶、贝因美磨牙饼干	藕粉、点心、水果	鸡蛋酥饼、白菜豆腐骨头汤、油菜炒虾仁	红豆软饭、肉炒茄子、水果	饼子、木耳鸡蛋汤	奶
星期四	豆腐脑、小花卷	点心、水果汁	混合面枣糕、肉末炖土豆、香菇鸡蛋羹	小米绿豆粥、豆腐炒虾仁	包子、紫菜虾仁汤	奶
星期五	冲调好的贝因美奶液、鸡蛋软饼	水果、饼干	大米红豆软饭、肉末炒木耳、小白菜鱼丸子汤	小花卷、菠菜肉末汤、胡萝卜炒肉	小米粥、煎鱼	奶
星期六	蛋奶、点心	香蕉、饼干	春饼、萝卜牛肉末汤、土豆炒肉末	烂米饭、煎刀鱼、冬瓜虾皮肉末汤	小馄饨	奶
星期日	冲调好的贝因美奶液、饼干	糕点、水果	鸡蛋软饭、虾仁豆腐、菠菜肉丸子汤	小菜包、土豆炖牛肉末、菜花炒肉	鸡蛋肉末软饭、青豌豆炒肉末、土豆胡萝卜肉末汤	奶

五、婴儿科学喂养注意事项

1. 母亲哪些情况不适合哺喂母乳

（1）母亲患传染性疾病时

如母亲患有活动性肺结核，不但不能哺乳，还应当与婴儿分离开来。待母亲的病情好转一些，经过医师的同意方可哺乳，不过相隔一段时间后，如果没有按照要求挤奶，母亲的乳汁往往已经不再分泌了。有人认为，只要为孩子接种了"卡介苗"，就可以完全保护孩子不患结核病。实际上，接种了"卡介苗"只能避免孩子患某些类型的结核，并不能保证孩子不患结核病。因此：母亲是活动性肺结核患者，不能给孩子喂奶。母亲患乙型肝炎如果具有较强的传染性时，也不应给婴儿哺乳；也有人认为，母亲患乙型肝炎在胎儿期就容易传染给胎儿，婴儿患不患乙肝与哺乳关系不大，当母亲在这个问题上拿不定主意时，可以去找保健医师咨询。

母亲患了严重感染性疾病时，发热或者患急性乳腺炎乳汁中有脓液排出时，应当暂时不喂奶，等病情缓解时再恢复喂奶。在暂时停止喂奶的日子里，母亲要将乳汁挤出，以保持乳汁的正常分泌。

（2）母亲服药

母亲患糖尿病、甲状腺功能亢进时，如果需要治疗，就不要哺喂母乳。母亲患病需要使用抗生素时，要在医生的指导下用药，对容易造成听神经损伤的药物应当避免。

（3）母亲的不良嗜好

吸烟、喝酒、喝咖啡，对哺乳母亲来说都是不良嗜好；喜欢吃辛辣食品者，应当有所节制；母亲吸毒是绝对不容许的。

2. 唇、腭裂新生儿如何母乳喂养？

正常情况下，乳汁是通过口腔的吸吮以及乳房的喷乳反射将乳汁喷入新生儿的口腔内。而唇、腭裂的新生儿吸吮对口腔内负压不够，吸吮力不强，有时乳汁可误入气道或鼻腔，甚至发生窒息。所以，喂养这种孩子时应让新生儿垂直坐在母亲的大腿上，母亲可用手挤压乳房促进喷乳反射。如系唇裂，患儿母亲可用手指压住唇裂处，增加新生儿的吸吮力。由于唇、腭裂患儿吸吮力的低下，每次吃进的乳汁可能相对较少，故在每次哺乳后应用手挤空乳房中的乳汁，然后再用小勺子或滴管喂给新生儿吃，使得新生儿能健康地成长。

由于这种新生儿有反复呼吸道感染的潜在因素，而母乳中又含有多种免疫物质及溶菌酶等，可增加新生儿的抗病能力。所以，对于唇、腭裂新生儿，更应采取正常的母乳喂养。

3. 孩子生后多长时间可喂奶？

母乳是宝宝最好的膳食，由于宝宝在母亲体内时一切的营养均由母亲通过血液循环而供给。当宝宝离开母体后，一切的营养均须自己摄取。同时，宝宝离开母体后，易受外界环境、温度的影响，因此，就必须尽快获取营养，以维持生长、发育的需要。

生后多长时间可开始喂奶呢？过去一直认为出生 12 小时后可开始喂奶，在此之前可给宝宝喂少许糖水。但最新观点认为生后半小时内即可喂奶，让宝宝自己吸吮奶头，以刺激乳汁的分泌。并提出喂奶前不喂任何食品或饮料，除非有医学指征。

4. 代谢异常新生儿可喂母乳吗？

（1）苯丙酮尿症

本病是较常见的一种氨基酸代谢异常性疾病，由于肝内缺乏苯丙酸羟化酶，使苯丙氨酸不能正常代谢成为酪氨酸，因此，大量的苯丙氨酸及苯丙酮酸蓄积于体内，而对中枢神经系统造成损害。所以，应限制苯丙氨酸的摄入量。人乳中的苯丙氨酸含量较低，但对于患苯丙酮尿症的新生儿来说仍偏高。因此，对这些小儿可采取部分母乳喂养，同时加用低苯丙氨酸的配方奶，并定期检测血苯丙氨酸的含量，以作为母乳和配方奶比例调整的依据。

（2）枫糖尿病本病

本病是一种较为罕见的氨基酸代谢异常性疾病。主要是由于分支酮酸脱羧酶的先天性缺陷所致，可造成严重的脑损伤，而导致智力低下。本病可采取适量母乳与低蛋白质膳食代用品混合喂养，定期检测血中氨基酸浓度，以调整膳食的比例。

（3）半乳糖血症本症

本病是由于酶的缺陷，使乳糖的代谢产物半乳糖 −1− 磷酸和半乳糖醇增多，这些物质蓄积于体内后可引起神经系统损害而导致智力低下，并可伴有黄疸、低血糖、白内障、肝脏肿大、继发性出血等较为严重的症状。因为乳糖是乳汁中的主要糖类，所以，患本症的新生儿应立即停止母乳喂养，而改喂不含乳糖的大豆类代乳品较为合适。

5. 新生儿发热时能喂母乳吗？

发热是新生儿常见的临床症状，可由多种疾病引起。发热时机体要消耗较多的能量及水分，退热时往往因大量出汗而致体内水分消耗增加。而母乳中含有较多的免疫物质，可使新生儿受感染的机会相对减少，发热的发生率亦相对减低，发热的程度也相对减轻。另外，母乳中还含有大量的水分及多种微量元素，可供给因发热而丢失的液体及电解质，同时也供给了足够的热量。因此，当新生儿发热时不但可以正常母乳喂养，而且还要增加喂奶的次数。如做到了这一点，新生儿不但不会因发热出大汗而致虚脱，同时还能促进身体健康的恢复。

6. 新生儿呕吐后能马上再喂奶吗？

新生儿刚吃过奶后，不一会儿就似乎全吐出来了，这时有些家长可能怕新生儿挨饿，马上就再喂。遇到这种情况时要根据新生儿当时的状况而定，有些新生儿吐奶后一切正常，也很活泼，则可以试喂，如新生儿愿吃，那就让新生儿吃好。而有些新生儿在吐奶后胃部不舒服，这时如马上再喂奶，新生儿可能不愿吃，这时最好不要勉强，应让新生儿胃部充分休息一下。一般情况下，吐出的奶远远少于吃进的奶，所以，家长不必担心，只要新生儿生长发育不受影响，偶尔吐一次奶，也无关紧要。当然，如每次吃奶后必吐，那么就要做进一步检查，以排除疾病而致的吐奶。

7. 腹部按摩减轻吐奶

吐奶是婴儿常见的胃肠道症状，由于婴儿胃容量小，胃肠蠕动差，易发生胃食管反流。对于吐奶，最简便易行的治疗方法是腹部按摩。一般为4—6小时一次，夜间可延长至6小时以上。每次按摩均在喂奶后半小时进行，以肚脐为中心，手指并拢，顺时针运行，同时给予腹部一定压力，速度适中，每次按摩时间5—10分钟。吐奶减轻后，按摩次数减至每日2—3次，直至吐奶现象消失。

腹部按摩可通过神经系统促进胃泌素分泌，增加胃肠蠕动；同时使胰岛素水平升高，促进糖脂等物质代谢，改善消化吸收功能。

8. 如何估计新生儿的饥饱？

如何估计你的小宝宝已经吃饱了还是处在饥饿状态中，常用的估测方法如下：

① 吃饱后的表现：婴儿安静，体重逐日上升，每日有2—3次黄色软便。

② 饥饿时表现：婴儿哭闹不安，但哭声洪亮，体重增长缓

慢或不增加，大便色泽偏绿色。

如有上述现象，应考虑改善奶水质量，给乳母增加营养，或每日给婴儿补喂 1—2 次牛奶，即可消除饥饿状态。

9. 要不要固定时间喂奶？

在初生几天内母乳分泌量较少，不宜刻板固定时间喂奶，可根据需要调节喂奶次数。因为母亲乳汁较少时，给小儿吃奶的次数相应增加，这样一方面可以满足小儿的生理需要。另一方面通过小儿吸吮的刺激，也有助于泌乳素的分泌，继而乳汁量也会增加，到此时吃奶间隔就可以相应延长。假如固定时间喂奶，小儿因饥饿哭闹，时间长了小儿哭累了，等到了喂奶时间小儿也因困乏疲劳，吃奶也不会多，且哭闹使小儿胃内进入许多气体，吃奶后也会引起呕吐。足月儿大致隔三四小时喂奶一次。至于每次喂奶时间，第一天每次每侧奶约 2 分钟，第二天约 4 分钟，第三天约 6 分钟，以后为 8 至 10 分钟，即一次喂两侧共 15 至 20 分钟。吸奶时间过久，会咽入过多空气，易引起呕吐，而且也会养成日后吸吮乳头的坏习惯。

10. 宝宝睡觉时吃奶弊端多

有些妈妈为了让孩子睡得快一点，特别喜欢给宝宝在临睡时吃奶，宝宝边吃奶边睡觉，吃着奶才能渐渐睡去。其实这是个错误的做法，而且对宝宝的影响很大。

容易造成乳牙龋齿：睡眠时唾液的分泌量对口腔清洗的功能原本就会减少，加上奶水长时间在口腔内发酵，会破坏乳齿的结构。要避免此后遗症可在吸完奶水后再塞一瓶温开水给宝宝吸两口，稍微清洗口腔内的余奶。

容易吸呛：宝宝意识不清时，口咽肌肉的协助性不足，不能有效保护气管口，易使奶水渗入造成吸呛的危险。

降低食欲：因为肚子内的奶都是在昏昏沉沉的时候被灌进去的，宝宝清醒时脑海里没有饥饿的感觉，所以以后看到食物会降低欲望。

养成被动的心理行为：人类因有需求才会去谋取，因饿所以要吃，因冷所以要穿衣，因不了解所以要求知。心理行为模式就是这样逐步发展而成的。宝宝如果从小一切都是被动地由大人准备妥当，连最基本的动物求食行为都未能健全具备，则更何况培养日后在众人社会中的求知、求发展、竞争求胜利的主动进取心态呢？所以要养成宝宝有主动觅食的习惯，而非被动给予。

11. 超量喂食婴儿易撑出腹泻

在孩子的喂养上，很多父母由于对孩子过分溺爱，生怕孩子饿着，一哭就喂食。殊不知，长期超量喂食，往往造成幼儿胃肠道负担过重，以致出现消化吸收障碍，引起过食性腹泻。下面这三种腹泻就是长期超量喂食撑出来的。

（1）碳水化合物过食性腹泻

喂养的食物主要是淀粉类，由于过量造成胃肠内淀粉酶相对不足，引起消化不良，出现腹胀、严重腹泻。患儿每日排便数次至数十次，粪质粗糙，呈绿水样或糊样，量多、泡沫多、有酸臭味，有时可见粪便中有小白块、多量的食物残渣或未消化的食物。

（2）蛋白质过食性腹泻

小儿生长发育需要蛋白质，但大量喂蛋白食品，超过生理需要和胃肠负担，就会影响胃肠功能，引起腹泻。其特点是：每日排便3—5次或更多，呈黄褐色稀水便，有刺鼻臭鸡蛋味。

（3）脂肪过食性腹泻

一些父母认为脂肪产热量高，可提高孩子的热量供应。由于脂肪摄入量过多，大于胃肠消化能力而引起腹泻（又称脂肪泻）。

其特点是：每日排便3—5次或更多，呈灰白色稀便或糊状，量较多，外观似奶油，内含较多奶块或脂肪滴，臭味较重。

发生这三种腹泻，不要盲目地给小儿服用抗菌素和止泻药，只要调整膳食种类和数量，一般很快即可改变过来。

12. 哺乳前不宜喂糖水

过去，很多人主张在母亲来奶之前，给婴儿用奶瓶喂些糖水，以防婴儿饥饿和脱水。近来的研究认为这样做是不必要的。因为婴儿在出生前，体内已贮存了足够的营养和水分，可以维持到母亲来奶，而且只要尽早给婴儿哺乳，少量的初乳就能满足刚出生的正常婴儿的需要。

如果开奶前就用奶瓶给新生儿喂糖水，婴儿用过橡皮奶嘴后，就不愿再吸吮母亲的乳头了。而且由于糖水比母乳甜，也会影响婴儿对吃母乳的兴趣。婴儿不吸吮母亲的乳汁就得不到初乳内丰富的免疫物质，易发生感染或疾病，母亲也容易发生奶胀或乳腺炎。如果确定需要喂水，用小勺喂少量的白开水即可。

13. 母乳喂养的初生婴儿无须喂水

有不少家长认为，6个月以内婴儿的喂养除母乳外还应添加其他液体或水分，尤其是气候炎热的季节，要给婴儿规律性喂水以防脱水。事实上，这种观念是错误的。

国内外大量研究资料表明，规律性地给6个月前婴儿喂水有如下三点害处：

① 导致母乳量减少。若在婴儿出生后的6小时内等待母乳

分泌时，以防治婴儿低血糖为由，喂葡萄糖水，便会影响新生儿的吸吮能力，并且也会延迟母乳分泌，而所喂的水量可能会导致等量奶液的分泌减少。

② 缩短母亲分娩后的闭经期（停止月经），以致妊娠间期变短。以往的研究证实，单纯母乳喂养的母亲完全可以防止近期再次怀孕；相反，一个未能用适量母乳喂养婴儿的母亲，则很快就恢复了妊娠繁殖力。

③ 喂水或其他液体会增加婴儿患病率。因为这些液体经常被污染，尤其在水源贫乏、水质不良地区或卫生条件欠佳的农村，使婴儿腹泻发病率明显增多，极少数患儿会死于腹泻合并严重脱水、酸中毒。

儿童保健专家指出，一个只给予母乳喂养不喂水和其他液体的婴儿称为单纯母乳喂养，在出生后头 6 个月，即使气候炎热，也无须给单纯母乳喂养的婴儿补充水分和其他液体。

14. 乳牙的长出时间

大多数婴儿在 6—8 个月开始长牙，但也有早到 4 个月或迟到 11 个月才开始长牙的，一般说，在正常的出牙时间里，出牙的早与晚与今后的牙齿排列没有什么影响，只有合并有其他症状时才可能是佝偻病的一种表现。出牙的顺序一般是最先出下门牙。也有的初出的两颗门牙中常留有牙缝或略向内斜，日后会并拢的。

一般 1 岁时出牙 6—8 颗，2 岁时才出 18—20 颗牙，出牙的数目大约等于婴儿月龄减 4—6 颗，其出牙时间程序表如下。

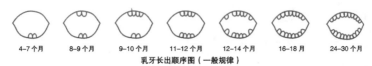

| 4-7 个月 | 8-9 个月 | 9-10 个月 | 11-12 个月 | 12-14 个月 | 16-18 月 | 24-30 个月 |

乳牙长出顺序图（一般规律）

15. 母乳不足的婴儿怎么喂养

首先应该知道母乳不足有什么现象。婴儿在吃母乳时，常常是吃奶时间超过 20 分钟或更长一些，还不肯放开乳头，或是用力吸住乳头，不让妈妈抽出，也有时吸一阵，吐出奶头哭一阵，再吸。这种种表现，就表明母亲的乳汁分泌不足。母乳不足时，婴儿常常不到吃奶的时间就感到饥饿，因而哭闹，夜间也不好好睡觉，另外，从婴儿生长的情况也能判明，假如体重增加得不好，婴儿长得瘦弱，又无其他疾病，多是母乳不足造成的。

母乳不足时，除喂母乳外，还要以其他乳类或代乳品，采取人工喂养的方法，来补充营养的需要，进行混合喂养。

① 对小月龄的婴儿，可以先喂约十分钟的母乳，然后补喂一定量的接近母乳配方的婴幼儿配方奶粉，这样即先吃完高营养价值的母乳，又补充了优质蛋白的不足。

② 如婴儿吃完母乳后，不肯再吃乳类食品，而母乳在间隔一次不哺喂后，奶量还够吃一次时，就可以采取一顿纯吃母乳，下一顿完全喂牛奶或其他代乳食品的间隔喂法。

③ 也可根据母亲工作情况或其他原因，安排早、晚吃母乳，增喂 1—2 次其他代乳食品。

④ 如母乳不太缺少，就可以一次喂纯母乳，下次喂母乳后加喂一定量的代乳品的间隔喂法，或多吃几次母乳，而其他乳类或制品只喂 1—2 次。

⑤ 个别婴儿如吃母乳后不肯吃其他乳类或代乳品，而母乳又不够吃饱一顿时，就只好采取先吃代乳品后吃母乳的办法。

补充奶类或代乳品的用量，要根据母乳缺少的情况来定，可以先采取一定量试喂，如果婴儿能全吃掉，可以再试加一些，只要吃后有饱的表现，而消化也正常就可以了，根据月龄的增长再适当调整用量。

16. 什么是母乳代用品？

虽然母乳喂养优点很多，是婴儿最好的食物。但在实际生活中，确有部分婴儿由于各种原因（无母乳或母乳不足等等）不得不进行人工喂养，所以需要选择适合婴儿营养需要的代乳品，以保证婴儿正常发育。

根据《母乳代用品销售管理办法》的定义，母乳代用品系指以婴儿为对象的婴儿配方食品，以及在市场上以婴儿为对象销售的或以其他形式提供的经改制或不经改制适宜于部分或全部代替母乳的其他乳及乳制品、食品和饮料，包括瓶饲辅助食品、奶瓶和奶嘴。

目前我国市售的代乳品品种较多，主要是各种配方奶粉。既有母乳化的配方奶粉，又有适合特殊群体的特殊配方奶粉，比如适合早产儿、体弱儿、半乳糖血症、苯丙酮尿症患儿等的不同配方奶粉。

17. 鲜奶是天然乳类，最新鲜，最有营养，是不是给宝宝喝鲜奶比喝配方奶粉更好？

这种观念并不完全正确。鲜奶以牛奶为主，蛋白质分子结构大，不容易被人体吸收，婴幼儿的器官发育还不成熟，会更为加重肝肾负担。加之磷含量太高，会直接影响钙吸收。

鲜牛奶是可以替代母乳的，但是它有很多弊病。首先，鲜牛奶里的蛋白含量过高，大约是母乳的 2 倍，小婴儿的肾脏发育不成熟，容易加重肾脏负担。鲜牛奶中的蛋白质，主要由酪蛋白和乳清蛋白组成，其比例为 80：20，以酪蛋白为主。酪蛋白的分子大，在胃酸的作用下形成不容易消化的乳凝块。鲜牛奶中钙的含量虽然较高，但是钙磷比例不合适，磷的含量高，影响钙的吸收。尤其是铁的含量低，并且磷的含量高，也会影响铁的吸收。长期食用，会引起孩子钙的缺乏和缺铁性贫血。另外，鲜牛奶中主要是饱和脂肪酸，容易在胃酸的作用下与钙形成皂化块，引起大便干燥。牛奶中的钠、钾等离子过高，也对婴儿的健康不利。

所以，让宝宝在断奶后就开始喝鲜牛奶，这是不妥的。

对于3岁以下的宝宝，特别是1岁以内的婴儿，配方奶粉是最佳的代乳品。它以牛奶为原料，根据母乳成分进行了调配，改变了牛奶中不适合婴幼儿生理的成分，如降低牛奶中的总蛋白质，调整钙、磷、钠、钾、氯等矿物质的比例；增加乳清蛋白与酪蛋白的比例及DHA、AA、牛磺酸等营养素；以不饱和脂肪酸替代部分饱和脂肪酸；强化铁、锌、维生素A、维生素D等营养素；改变维生素D、K和铁等成分的形状。这样，就使配方奶更符合婴幼儿的生理特点，既减轻肝肾负担，有利于心脑发育，又在胃内凝块较小，易消化吸收。因此，3岁以下婴幼儿的乳品最好选择更接近母乳、营养更全面均衡的配方奶粉。

18. 为什么"普通奶粉"不能满足婴儿生长发育的需要？

目前市售的各种奶粉产品根据其配方和生产工艺的不同，各有特点，主要有以下几种：

① 全脂淡奶粉：以鲜奶为原料，可基本保存鲜奶的各种营养成分，未加糖；

② 全脂甜奶粉：以鲜奶和糖为原料；

③ 脱脂奶粉或低脂奶粉：将鲜奶中的脂肪全部或部分去掉，

含脂肪较低；

④ 母乳化奶粉（婴儿配方奶粉）：是将奶中的营养成分进行了部分调整，使之更接近母乳；

⑤ 强化奶粉：有目的地增加其中某种营养成分的含量，以预防某些营养缺乏性疾病，如铁强化奶粉等。

对于快速成长的婴儿来说，在不能母乳喂养的时候，应该选择母乳化奶粉作为代用品。全脂淡奶粉、全脂甜奶粉、脱脂奶粉、低脂奶粉等因为没有按照婴儿的营养要求进行配方改善，都和鲜牛奶一样不能满足婴幼儿的营养需求，并不适合婴幼儿食用。

19. 是否可以用麦乳精作为代乳品？

麦乳精是由乳粉、炼乳、蛋粉、麦精为主要原料加入一定量的砂糖、奶油、可可粉、柠檬酸、维生素等，经一系列复杂的工艺精制而成。虽然含有多种营养成分，但作为母乳代用品，是不利于新生儿生长发育的。由于麦乳精中的蛋白质多属于植物蛋白质，其营养价值较动物蛋白质低，而蛋白质是组成人体所必须的原料，特别是对于生长发育中的新生儿。并且麦乳精中糖、脂肪的含量对于新生儿来说相对过高，除不易被新生儿消化吸收外，同时，还影响了其他营养成分的摄取，最终也将导致营养缺乏。

另外，麦乳精中含有一定量的可可粉，而可可粉可使新生儿神经系统处于兴奋状态，久而久之，则可严重影响新生儿神经系统的正常发育。所以，不可用麦乳精喂新生儿。

20. 炼乳可以当作婴儿的主食吗？

宝宝出生后，有些妈妈可能会发现自己的奶水不够，于是寻找可以代替母乳的乳制品。在食用时，新鲜牛奶的味道不易被宝宝接受，一些家长发现炼乳具有易存放、易冲调、孩子爱喝等优点，就用炼乳代替鲜奶让孩子喝。他们认为炼乳同样是乳制品，与鲜牛奶一样有营养。

事实上，只喂炼乳有许多弊端，最主要的缺陷是糖分太高。

炼乳虽然是乳制品，但在制作过程中使用了加热蒸发、加糖等工艺，因而更易保存，但这使得炼乳中水分仅为牛乳的 2/5，蔗糖含量高达 40％。

按这个比例计算，婴儿吃炼乳时要加 4—5 倍水稀释甜度才合适，但此时炼乳中的蛋白质、脂肪含量却已很低，不能满足婴儿的营养需要。即使婴儿暂时吃饱了，也是因为其中糖量多。如果考虑蛋白质、脂肪含量合适而少兑水，炼乳会过甜，不适合婴儿食用。

因此，不要用炼乳作为主要食物来喂养婴儿。

21. 大多宝宝喜欢喝酸奶，但喝酸奶能够代替配方奶粉吗？

配方奶粉从成分上最接近母乳，是母乳之外最适合宝宝的代乳品，而酸奶只是更容易被人体消化吸收的纯牛奶，达不到配方奶粉的营养水平，也不符合婴幼儿的营养需求。另外，有些品种的酸奶在发酵过程中添加稳定剂和糖等成分，加之 3 个月以内的婴儿乳酸酶不够健全，当他们进食含乳酸多的酸奶后不易消化，可能会引起腹泻、呕吐等不适。

对于身体健康的宝宝来讲，酸奶可作为一种口味上的调剂，但不宜以酸奶代替配方奶粉，特别是 3 个月内的宝宝。妈妈应该注意控制宝宝对酸奶的进食量，乳酸菌摄入得太多反会引起肠道菌群失调，影响消化功能。而且，过早地给宝宝喝酸奶也会养成他们对甜食的偏好。

22. 乳酸奶与乳酸奶饮料是一回事吗？营养作用有没有区别？

乳酸奶是酸奶，是用纯鲜牛奶发酵而成的，属于纯奶；乳酸饮料虽含有奶但含量不多，大部分都是糖、香料和水。因此，两者之间的差别非常之大，根本不是一回事。一般来讲，每 100 毫升纯牛奶中含蛋白质不低于 2.5 克，可每 100 毫升乳酸饮料或乳酸菌饮料含有的蛋白质还不到 0.7 克，仅是纯奶中的 1/3。由此可见，含乳饮料不是纯牛奶做的，营养价值不能与纯牛奶相提并论。

在市场上购买时，两者的外包装及感观形状上十分相似，特别是一些含乳饮料的包装上，经常用大号字写着"活性奶""鲜牛奶"等模糊名称，不仔细看是不会发现旁边还有一行"含乳饮料"的小字，个别产品甚至连这个也没有。长期喝含乳饮料会使宝宝的生长发育和智能受到很大影响，购买时一定要多留意商品说明，并细心辨认，不要忽视了最具名称意义的"饮料"两字。

但并不是说应该让宝宝拒喝含乳饮料，只要宝宝对奶类蛋白质已足量摄取，有时可适宜地喝一些，满足一下他们的口味，同时还有一定的营养作用，如添加乳酸菌的含乳饮料就有帮助消化吸收的作用。

23. 国家标准对"婴儿配方奶粉"有什么规定？

根据不同年龄婴幼儿的生理特点和营养需求，国家制订相关国家标准，以规范婴幼儿配方奶粉的生产。国家标准对婴幼儿配方奶粉中热能、蛋白质、脂肪、碳水化合物、维生素和矿物质、卫生指标等内容都有严格的规定。不同的国家标准因为适用对象不同而有着不同的规定。

（1）GB 10766—1997《婴儿配方乳粉食品Ⅱ、Ⅲ》

以新鲜牛乳或羊乳（或乳粉）、脱盐乳清粉（配方Ⅱ）、饴糖（配方Ⅲ）、精炼植物油、奶油、白砂糖为主要原料，加入有效量的维生素和矿物质，经加工制成的供六个月以内婴儿食用的粉末状产品。该标准规定，蛋白质含量12.0%—18.0%（其中配方Ⅱ要求乳清蛋白：酪蛋白为6：4），脂肪含量25.0%—31.0%。

（2）GB 10765—1997《婴儿配方乳粉Ⅰ》

以新鲜牛乳（或羊乳）、白砂糖、大豆、饴糖为主要原料，加入适量的维生素和矿物质，经加工制成的供婴儿食用的粉末状产品。该标准规定，蛋白质含量≥17.0%，脂肪含量≥18.0%。

（3）GB 10767—1997《婴幼儿配方粉及婴幼儿补充谷粉通用技术条件》

①婴儿配方粉：适于0—12个月龄婴儿食用的粉状食品。该标准规定，蛋白质含量10.0%—20.0%，脂肪含量≥20.0%。

②较大婴儿和幼儿配方粉：适于6个月到36个月龄婴幼儿食用的粉状或片状食品。该标准规定，蛋白质含量15.0%—25.0%，脂肪含量15.0%—25.0%。

24. 如何选购婴幼儿奶粉？

正规的婴幼儿配方乳粉强化了婴幼儿生长发育必需的维生素和微量元素，调整了脂肪、蛋白质、碳水化合物的比例，是一种营养物质最全，最利于婴幼儿消化吸收的食品。婴幼儿长期食用婴幼儿配方乳粉，不仅可以预防佝偻病、软骨病、发育迟缓、恶性贫血、缺铁性贫血、败血症等疾病，还能促进视力、智力、神经系统的发育。消费者在选购此类产品时应注意以下几点：

①看包装上的标签标志是否齐全。按国家标准规定，在外

包装上必须标明厂名、厂址、生产日期、保质期、执行标准、商标、净含量、配料表、营养成分表及食用方法等项目，若缺少上述任何一项最好不要购买。

② 营养成分表中标明的营养成分是否齐全，含量是否合理。营养成分表中一般要标明热量，蛋白质、脂肪、碳水化合物等基本营养成分，维生素类如维生素 A、维生素 D、维生素 C、部分 B 族维生素，微量元素如钙、铁、锌、磷，或者还要标明添加的其他营养物质。

③ 用手捏住奶粉包装袋摩擦，真奶粉质细，会发出"吱吱"声。真奶粉呈天然乳白色，而假奶粉颜色较白，细看呈结晶状，或呈漂白色。真奶粉闻起来有特有奶香味，而假奶粉乳香味很弱或者无味。如果发现奶粉包装有明显的漏气、结块儿现象一定不要购买。

④ 要看产品的冲调性和口感。质量好的奶粉冲调性好，冲后无结块，液体呈乳白色，品尝奶香味浓；而质量差或乳成分很低的奶粉冲调性差，即所谓的冲不开，品尝奶香味差甚至无奶的味道，或有香精调香的香味；另外，淀粉含量较高的产品冲后呈糊糊状。

⑤ 要根据婴幼儿的年龄选择合适的产品。如婴幼儿对动物蛋白有过敏反应，应选择全植物蛋白的婴幼儿配方奶粉。

25. 冲调婴幼儿配方奶粉的注意事项

① 准备冲调前，先准备好洁净卫生的冲调器具（奶瓶或者其他专用冲调容器）和水，冲调器具最好先煮沸消毒，冲调用水最好用经煮沸后冷却的温开水。

② 根据婴儿的年龄选择合适的食用量（一般正规厂家生产

的奶粉在包装中都有建议食用量标识），在洁净的容器中先倒入所需分量的温开水，然后放入奶粉，先让其自然溶解，然后搅拌使其彻底溶解即可饮用。

③ 冲奶粉的水一定不要用开水，因为水温过高，会使奶粉中的乳清蛋白产生凝块，影响消化吸收。另一方面，某些对热不稳定的维生素将被破坏，特别是有的奶粉中添加的免疫活性物质会被全部破坏。因此，一定要正确掌握奶粉的冲调方法，避免奶粉中营养物质的损失。

④ 奶粉最好冲调好以后立即食用，不可将喝剩的奶留作下次食用，以防止奶变质。打开包装的奶粉要注意及时采取措施密封，防止受潮或者异物进入奶粉中。

26. 什么是 DHA、AA？为什么早产儿更加需要及时补充 DHA 和 AA？

DHA，学名：二十二碳六烯酸（Docosahexenoic Acid），是一种 n-3 型长链多烯不饱和脂肪酸，由于人体不能自身合成，所以必需通过食物供给人体。DHA 是视网膜光受体中最丰富的多烯不饱和脂肪酸，为维持视紫红质正常功能所必需的营养成分，主要存在于大脑的磷脂中，如果摄入不足，婴儿的大脑发育过程就会延误或受阻。DHA 是维持、提高、改善大脑机能不可缺少的物质。

AA 或 ARA，学名：花生四烯酸（Arachidonic acid），是一种 n-6 型长链多烯不饱和脂肪酸，虽然在人体中可以由亚油酸衍生而来，但是合成数量不足时，特别是在幼儿时期，体内合成数量往往不足，所以也必须由食物供给，以往曾经将其列为半必需脂肪酸。花生四烯酸能帮助脑部发展、提高视觉敏锐度、酯化胆固醇、增加血管弹性、降低血液黏度、提高免疫力等一系列生理活性。AA 的缺乏对于人体组织器官的发育，尤其是大脑和神经系统发育可能产生严重不良影响。

DHA 和 AA 是大脑中最丰富的两种长链不饱和脂肪酸，从出生前至出生后 2 岁在婴儿前脑中持续增加，从妊娠第 26 周开始在胎儿大脑中积累，到妊娠末期 3 个月中持续增加，但早产儿由于缩短了积累时间，故胎龄小于 28 周的早产儿脑组织中DHA 和 AA 的总量和累积量远远低于足月儿。所以更加需要及时补充 DHA 和 AA。

一般母乳中花生四烯酸（AA）的含量为 0.5%—0.7%，DHA 为 0.3%。

27. 什么是"断奶期"？

断奶是指从正常母乳喂养过程中由母乳为唯一食品过渡到用母乳以外的食品来满足婴儿的全部营养需要的转变过程。这个过程一般需 7—8 个月，这个时期即称为断奶期。在断奶期中婴儿不仅要完全适应奶以外的食品，还要由此得到良好的生长发育。

我国婴儿出生后前 4 个月的体重增加曲线与西方发达国家的很接近，但在 4—5 个月以后，生长曲线变平，而西方国家的则仍能保持原来的上升趋势。其原因何在呢？尽管有一些其他的影响因素，但比较重要的一个原因就是我们婴儿的辅助食品的补充在质和量方面都可能未达到要求。因此，断奶期为婴儿补充优质、足量的辅食是非常值得重视的。

断奶期一般从 4—6 个月开始到完全用母乳以外的食品来满足婴儿的全部营养需要的时期。所以婴幼儿从 4—6 个月开始应当及时添加辅食，而且还要注意所添加辅食的质量。

28. 为什么要重视断奶期营养？

（1）补充营养素的不足

随着婴儿月龄的增加，乳类所含热能、蛋白质和其他营养已不能满足其生长发育之所需，因此必须及时给予补充。

以铁元素为例。婴儿出生时体内含铁量约为 75mg/kg，3kg 的新生儿体内含铁约 240mg。婴儿是一个迅速成长的机体，每增加 1kg 体重需 35—45mg 铁元素，母体提供的铁一般可维持 4 个月，成长到 1 岁的后 8 个月所需的约 200mg 铁需靠膳食补充，平均每日需 0.8mg，按吸收率 10% 计算，每日应供给8mg 元素铁。每 100g 母乳含铁 0.21mg，吸收率为 50%，按婴儿每日最高摄乳量 1000 mL 计，只可获得 1.05mg 铁，仅为需要量的 1/8，而牛、羊奶的含铁量较低，米粉的则差得更远。因此，必须通过添加富含铁元素的蛋黄、肝泥等辅食来补充。婴儿营养不良往往会对脑细胞发育和智力带来严重影响，而以后补充却收效甚微，智能发育很难赶上营养充足同龄儿童。缺乏断奶期营养会导致抵抗力低下，易患病，加之家长让患儿忌口，更影响了孩子的生长发育，所以必须重视断奶期营养。

（2）锻炼胃肠道的消化吸收能力

婴儿出生时消化系统未臻成熟，只能适应乳类食品。随着月龄的增加，胃容量逐步扩大，消化吸收功能不断完善，但要直接从接受液体食物到接受固体食物是不可能的。其间必有一个过渡，也就是必须有半流质的泥糊状食品作为中介。过早进食固体食物，不是发生喂养不足，就是出现喂养过度，不是腹泻，就是便秘，不是发生营养不良，就是造成单纯肥胖。总之，这样会引起营养失衡，造成 6 个月后我国婴儿生长曲线低于 WHO 国际参照曲线值。

随着月龄的增长婴儿的营养需求量也不断增加，液态食品体积大和婴儿胃容量偏小的矛盾，只有通过改变食物性状，缩小食物体积来解决。同时孩子的胃肠功能及消化酶的活性均需通过进食较硬的食物来锻炼。这些都是我们必须重视断奶期营养，提倡重视糊状食品的依据。

（3）学吃的关键年龄

"关键性时期"或"敏感期"是指一段划定得相当清楚的时间，在这段时间里，为了产生一种特殊动作，必须给予一种特殊的刺激。过了这样一个关键时期以后，要学习这一特殊行为就不再那么容易了。"敏感期"指的是给予刺激的最佳时间。

4—6 个月是婴儿学吃的关键年龄。这是学习吞咽和咀嚼的最佳年龄。错过这一时期常常可见母亲自认为奶水充足，不加辅食，纯母乳喂养至 1 岁左右，届时已出现营养不良，想加辅食十分困难；亦可见 8—9 个月的婴儿吃什么都是吞下去，不会咀嚼。

根据婴儿发育情况，从 4—6 个月起应逐步改变食物种类和摄食方式。如从流食到半流食到软食到固体食物；从吸吮奶头到用杯、碗、勺、筷子进食。这是一个循序渐进的过程。

（4）断奶期的儿童心理

断奶是孩子迈向独立的一个重要转折点。"奶"是母亲与婴儿的中间物，孩子不可能永远靠它生存。断奶在心理上可解除孩子一切吃都仰仗母亲的状态，减少孩子对母亲的依赖心理。这一心理断奶是精神断奶的开始，在以后的生活中慢慢地要让孩子学会父母外出时不哭，见到生人不躲……这一过程要延续到学龄期，断奶期仅仅是开始，所以断奶不仅仅是一个简单的吃的问题。

由一种到多种，由少到多，由细到粗，由稀到稠，循序渐进。这几点都是基于这样一个基本要求——宝宝不同发育阶段消化器官的能力和对食物的需求是不同的，故食物的选择是以能满足宝宝生长发育的需求，可适应促进消化器官的发育及动作的发展为依据的。

原则之一：从 4—6 个月开始添加辅食，不要太早或太晚，但是往往有的家长提前添加辅食，甚至从 1—2 个月就开始了，而有的家长却延迟添加，这两种做法对宝宝的健康都不利。

提前添加辅食会给宝宝带来以下的不良后果：

① 由于宝宝的吞咽、消化、吸收系统尚未发育成熟，消化母乳以外的食物的酶还没有健全，添加的食物不但难以吸收，而且可能会引致宝宝噎呛甚至消化紊乱或过敏。

② 即使宝宝可以接受这种食物，但由于宝宝的胃容量有限，辅食不能消化却又占了母乳或配方乳的空间，故必然要减少母乳的供给量，使营养不能满足此阶段生长发育的需要。

推迟添加辅食又有什么不良影响呢？

① 由于 4—6 个月以后，单纯的母乳喂养难以满足宝宝的生长发育需要，故不及时添加辅食会延缓宝宝生长发育的进度。

② 由于宝宝出生时体内储存的铁已用完，如果不及时从辅食中加以补充，将易导致宝宝患缺铁性贫血，从而导致抵抗力降低。同时，随着宝宝月龄的增大，一些矿物质和维生素也需从辅食中得到补充。

③ 如果宝宝不及时添加捕食，随着月龄的增加，对母乳的需求量依然较大并且母乳喂哺的持续时间延长，这将影响到乳母的健康。

综上所述，过早或过迟地添加辅食对宝宝甚至对母亲健康都有不利的影响。那么，什么时候给宝宝添加辅食最合适呢？其实，当宝宝吃完母乳后总表现不满足，或是体重增加不明显（排除疾病因素）的时候，就应该给宝宝添加辅食了。如果妈妈对这个问题觉得没有把握，那么可以在宝宝保健时征求医生的意见。

原则之二：从一种到多种。世界卫生组织推荐：单一谷类食物是婴儿理想的第一固体辅食，就是说，宝宝刚刚开始添加固体辅食时，应首选单一谷类的食物。单一谷类是指没有添加其他食物成分的纯米粉、麦粉或其他谷类。

原则之三：从少量到多量，指每一次给宝宝添加新的辅食时，都要从一两勺开始，等宝宝适应后，再增大用量。例如刚刚添加蛋黄的时候，应先从一小块开始。等宝宝适应这种食物后，逐渐添加到半个或一个蛋黄。一般来说，宝宝完全适应一种食物，大约需要7天的时间。

原则之四：由细到粗，由稀到稠，指的是食物质地的问题。刚开始给宝宝添加的应是细嫩软滑的食物，便于宝宝吞咽、消化和吸收。当宝宝快出牙时，应添加一些稍粗硬、较稠的食物给宝宝咀嚼吞咽，同时锻炼舌头向各个方向运动的功能等进食技巧，以促进这些消化器官的功能发展。

除了为婴儿补充优质足量的辅助食品外，在断奶过程中使用的器皿也是需要注意的。4个月后添加辅食就应当使用小勺；10个月时可以让孩子自己一手抱碗一手拿勺试着进食，这可为今后孩子自己进餐打下良好的基础。

30. 宝宝对辅食可能出现的反应

① 有的宝宝不喜欢吃洋葱、卷心菜、萝卜等蔬菜，因为这些蔬菜有一种特殊的气味，宝宝不愿接受。

对策：可以在烧煮时适当加一点水，把特殊的气味冲淡一些。如果宝宝实在不喜欢吃，父母也不必勉强，毕竟蔬菜的种类繁多，总有宝宝爱吃的。

② 第一次吃蔬菜，妈妈也许会在宝宝的大便里发现没有完全消化的蔬菜。别担心，只要宝宝不是拉肚子或者大便中混有黏液等，这是一种正常现象。

对策：给宝宝喂蔬菜，量要一点点增加。尽量把菜切得细一点，便于宝宝消化吸收。

③ 有的宝宝吃了鸡蛋之后，会浑身发痒得难受，脸部和耳朵周围的皮肤发红，并出现分泌物，这可能是鸡蛋过敏了。

对策：把鸡蛋煮熟、煮透至少需要二十分钟，立刻去掉蛋白、捣碎蛋黄，将蛋黄混在宝宝的谷类食物或蔬菜中烧，看看是否能减轻宝宝的过敏症状。一般5—6个月的宝宝就可喂蛋黄，有过敏史的家庭，可推迟几个月给宝宝喂蛋黄，但必须添加其他辅食如肉类、肝脏等补充铁质。

④ 土豆比其他食物更容易使宝宝作呕或反感。

对策：把土豆煮熟，捣成土豆泥，加入适量的奶调稀，开始只喂宝宝少量的土豆泥，以后再逐渐加量。

31. 婴幼儿吃鸡蛋四不宜

① 半岁前的婴幼儿不宜食用鸡蛋清。因为他们的消化系统发育尚不完善，肠壁的通透性较高，鸡蛋清中白蛋白分子较小，

有时可通过肠壁而直接进入婴儿血液，使婴儿机体对异体蛋白分子产生过敏现象，发生湿疹、荨麻疹等病。

②婴幼儿不宜过多吃鸡蛋。因为婴幼儿消化能力差，如果让他们大量吃鸡蛋，不但容易引起消化不良，而且由于蛋白中含有一种抗生物素蛋白，在肠道中与生物素结合后，能阻止吸收，造成婴儿维生素缺乏，影响他们的身体健康。

③不宜吃未煮熟的鸡蛋。据研究，即使未打破的鸡蛋也很容易受到沙门氏菌的污染。因而煎蛋要煎 3 分钟，而煮蛋则需 7 分钟，否则容易导致细菌性中毒。

④发热病儿不宜吃鸡蛋。蛋白食后能产生"额外"热量，使机体内热量增加，不利于病儿康复。

32. 婴儿不宜食用的食品有哪些

提供给婴儿的食物，既要营养价值高，易于消化，又要安全卫生，有些食品是婴儿不宜食用的。主要有以下几类：

①主食：糯米制品，如汤圆、粽子、年糕以及油炸食品等不易消化的食物。

②膳食：如咖啡、酒类、浓茶及可乐等刺激性较强的饮料，以免影响孩子的神经发育。

③含色素、防腐剂较多及辛辣的食品。

④太甜、太咸、油腻及生冷食物也应少食，以免引起消化不良。

33. 婴儿可以食用蜂蜜吗？

1 周岁以下婴儿不宜食用蜂蜜，因为土壤和灰尘中可含有肉毒杆菌，蜂蜜可将被污染的花粉和蜜带回蜂箱。肉毒素是世界上最毒的致命物质之一，极微量的毒素就会使婴儿中毒，其症状与破伤风相似，先出现持续 1—3 周的便秘，而后出现弛缓性麻痹，婴儿哭泣声微弱、吸乳无力、呼吸困难。婴儿肉毒素中毒最早是由美国医生于 1976 年报道的，随后在英国、加拿大、澳大利亚、日本等国也陆续发生这种疾病。

为什么 1 周岁以内的宝宝易发生肉毒素中毒，而成人却不容易发生中毒呢？因为肉毒素是肉毒杆菌在繁殖过程中产生的，成人的抵抗力强，可以抑制肉毒杆菌的繁殖。婴儿由于肠道微生物生态等平衡不够稳定，抗病能力差，致使食入的肉毒杆菌容易在肠道中繁殖，并产生毒素从而引起中毒。为了降低肉毒素中毒的发生率，应该避免用蜂蜜喂养 1 周岁以下的婴儿，应该提倡母乳哺育婴儿，母乳中含有婴儿抵抗疾病所需要的免疫物质。

34. 牛奶过敏的宝宝怎么吃

牛奶过敏的主要原因有二：

① 乳糖耐受不良：宝宝的肠道中缺乏乳糖酶，对牛奶中的乳糖无法吸收。通常此类患儿只有胃肠方面的不适，大便稀像腹泻，停止喝牛奶症状即改善。

② 牛奶接触过敏：宝宝对牛奶中的蛋白质产生过敏反应，各个年龄不论大人小孩都会有，因为婴幼儿多以牛奶为主食，所以最容易发生牛奶过敏。牛奶过敏的症状以胃肠方面的不适为最多，如腹泻、呕吐、粪便中带血、腹痛、腹胀等。

50%—70% 过敏者易有异位性皮肤炎、红疹、过敏疹等皮肤反应，20%—70% 有气喘、气管炎、痰多、鼻炎等呼吸道反应，其他反应有中耳炎、过敏性休克、肾脏病症状、夜尿、睡不安宁、烦躁、眼结膜炎、眼皮红肿等。

如确定宝宝为牛奶过敏，最好的治疗方法就是避免接触牛奶的任何制品。目前市场上有一些特别配方的奶粉，又名"医泻奶粉"，可供对牛奶过敏或长期腹泻的宝宝食用。它与一般婴儿配方奶粉的主要区别是：以植物性蛋白质或经过分解处理后的蛋白质，取代牛奶中的蛋白质；以葡萄糖替代乳糖；以短链及中链的脂肪酸替代一般奶粉中的长链脂肪酸。可避免宝宝出现过敏等不适症状，但它仍含有宝宝成长所需的营养及相同的热量。

其他避免过敏的方法有：

① 尽可能采用母乳喂养。

② 将牛奶多次煮沸，但是高温会使维生素、矿物质丢失。

③ 6个月后，宝宝胃肠功能逐渐成熟，症状可自然缓解。

④ 有过敏体质的孕妇及哺乳期的母亲避免吃牛奶和牛奶制品。

⑤ 适当地用一些抗组织胺类药物，在进食牛奶前半小时服用，如酮替芬、息斯敏等，有助于减轻症状。

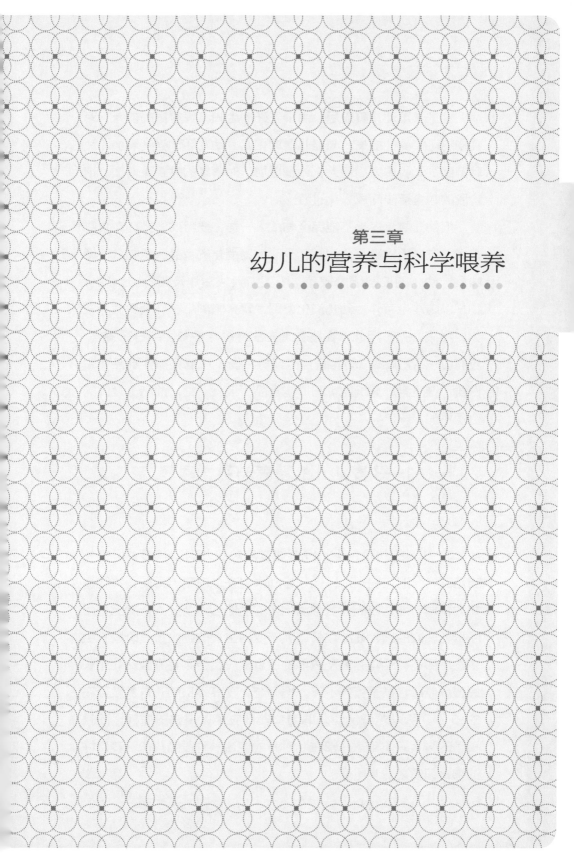

第三章
幼儿的营养与科学喂养

孩子长至幼儿阶段后，由于乳牙的生长，胃容量的加大，对食物的可接受性提高。与婴儿时期相比，幼儿活动强度增加，活动范围扩大，体力消耗大，体重增加，对食物的需要量增加。这阶段的膳食逐步向成人化过渡。

但幼儿膳食还是不能完全与成人一样，要特殊安排。在食物选择上应多用软嫩、少油腻、少盐、易消化的食品，免刺激性调味品。幼儿的控制能力较差，不要给大块油炸及带骨、刺的食物，以防发生意外。幼儿消化力弱，胃容量尚小，肝糖原储存较少，耐饿力差。因此，在膳食上应注意少吃多餐，每日三餐外，应有1—2次加餐。幼儿膳食应保持平衡，注意保护性食品（蛋白质、维生素、无机盐）与产能食品（粮食、糖、油脂）之间的合理搭配。

一、1—3 岁幼儿的营养与科学喂养

1. 1—3 岁幼儿生理特点

1—3 岁的幼儿，生长发育速度虽较婴儿时期减慢，但仍相当迅速，此时正在长牙，但牙齿尚未出齐，咀嚼能力差，胃肠道蠕动及调节能力较低，各种消化酶的活性远不及成人。加上处于断母乳，同时辅食逐渐代替母乳转变为主食的膳食过渡阶段，更应注意保证各种营养素及热能的适量供应，否则将导致幼儿生长缓慢、停滞，甚至营养不良。据调查，营养不良的儿童多发生在2—3 岁。所以对低龄幼儿的膳食安排应予以足够的重视。而且孩子的膳食习惯和嗜好都在此时养成，这一阶段给孩子培养良好的膳食习惯是非常重要的。

2.1—3 岁幼儿膳食原则

① 热能：幼儿的生长速度较婴儿期缓慢，但活动相对增加。每日热能供给为男孩 900—1250 千卡（3770—5230 千焦），女孩 800—1200 千卡（3350—5020 千焦）。热能摄入应充足，以保证幼儿的正常生长发育及蛋白质的充分利用。

② 蛋白质：1—3 岁幼儿是智力发育的关键时期。新生儿脑重约为成人的 1/3，2 岁时已增重到成人的 2/3。幼儿的脑增重主要是脑细胞体积增大和成熟。脑的发育成熟离不开良好的食物，尤其是要有高质量的蛋白质。如果此时蛋白质摄取数量不足或质量不好，就会防碍幼儿脑的发育，从而影响记忆力和理解力。蛋白质的摄入量为每日 25—30 克。

③ 脂肪：脑及神经系统的发育除需要蛋白质外，还需要不饱和脂肪酸及磷脂，所以幼儿应摄入足够的脂肪以满足不饱和脂肪酸和磷脂的需要。脂肪摄入量应占总热能的 30%—35%。

④ 糖类（碳水化合物）：主要用来提供幼儿所需的热能，其供给量应占总热量的 50%—55%，摄入量大约为每日 120 克。

⑤ 矿物质和维生素：1—3 岁幼儿的膳食逐渐多样化，考虑到加入谷类食物时会增加磷的比例，使钙较难吸收，而且加入的蔬菜食物中纤维也会防碍钙的吸收，这时每天可以给孩子补充 600 毫克钙，以增加钙的摄入量。此期间也应注意多摄入含铁和锌较高的食物，以防止发生缺铁性贫血和锌缺乏。1—3 岁的孩子最好仍补充维生素 D，每天 400 国际单位。如果夏季孩子有较多的户外活动，可以不补充，待冬季晒太阳少时再补充。

表 3-1　幼儿常用的矿物质每日供给量

年　龄	钙 （mg）	铁 （mg）	锌 （mg）	硒 （μg）	碘 （μg）
1岁	600	9	4.0	25	90
2岁	600	9	4.0	25	90
3岁	600	9	4.0	25	90
4岁	800	10	5.5	30	90
5岁	800	10	5.5	30	90
6岁	800	10	5.5	30	90

表 3-2　幼儿常用的维生素每日供给量

年　龄	视黄醇 （μg）	维生素D （μg）	维生素E （mg）	硫胺素 （mg）	核黄素 （mg）	烟　酸 （mg）	抗坏血酸 （mg）
1岁	310	10	6	1.0	0.6	6	40
2岁	310	10	6	1.0	0.6	6	40
3岁	310	10	6	1.0	0.6	6	40
4岁	360	10	7	1.2	0.7	8	50
5岁	360	10	7	1.2	0.7	8	50
6岁	360	10	7	1.2	0.7	8	50

（6）膳食应合理地搭配：主食应做到多样化，谷物的品种较多，有大米、白面、燕麦、玉米、小米、薯类等，烹调方法也多种多样，如软米饭、米粥、挂面、面包、馒头、饺子、包子、馄饨、麦片粥、玉米粥、烤白薯等，应经常轮流交替，既满足了膳食多样化的要求，又使幼儿更容易接受。副食应做到荤素搭配，荤食（动物性食品）有猪肉、禽类、鱼虾类、蛋类、奶类、动物内脏及血制品等，可交替选用。并保证每餐都有荤有素。

3.1—3岁幼儿膳食选择

① 应有足够的保护性食品：断母乳后的幼儿，牛奶应是首

选的食物，每日尽可能保证 250 毫升（1 袋）牛奶，保证一定量的鱼、瘦肉、蛋类及豆制品。

②为保证维生素 C、维生素 D、钙、铁、锌等营养素摄入，应多食用黄绿色蔬菜如：油菜、胡萝卜、柿子椒、番茄等。每日应当有富含维生素 C 的新鲜水果如：苹果、猕猴桃、枣类、山楂、橘子、柚子等。常吃些蔬菜、虾皮、海带等富含铁、钙的海产品以及富含维生素 A 的肝脏，此外还应多吃些蘑菇、香菇等菌藻类食品。

③选择适量的产能食品：产能食品包括蛋白质、脂肪和糖类。谷类食物除供给热能外，还含有蛋白质、一些 B 族维生素、膳食纤维及钙、铁等元素。而纯糖只是一种单一的能量食品，营养素贫乏，过多摄食不仅影响食欲，而且易发生龋齿，所以幼儿膳食中应尽量少用。油脂供给热能、脂溶性维生素及必需氨基酸，并有利于调味，也是每日膳食所必需，但不宜过量，油脂太多不易消化并影响其他营养素的摄入，而且容易使热能摄入过多导致发胖。

④在餐次上除了一日三餐外，可加餐 1—2 次。

⑤注意烹调方法，既要保证营养，又要兼顾膳食的色、香、味。考虑到幼儿的牙齿及咀嚼功能尚未发育完善，肉、菜、谷类等均应切碎、制软。

⑥从小培养良好的膳食习惯。定时定量，不乱吃零食、甜食、冷饮等。不挑食、偏食。

表3-3　1—3岁幼儿各类水果的食用方法

年　龄	1—2岁	＞2岁
苹果、香蕉	去皮切片生食	去皮整食
梨	去皮煮熟	去皮生食
橘　子	榨汁	去皮生食
杏、桃、李、葡萄、樱桃	去皮、核煮熟	去皮、核生食
杨　梅	煮熟吃汁	熟　食
荔枝、枇杷	去皮、核生食	去皮、核生食
甘　蔗	榨汁	去皮切段生食

二、4—6岁学龄前儿童的营养与科学喂养

1. 4—6岁学龄前儿童生理特点

4—6岁的学龄前儿童生长发育渐趋平稳，每年体重约增加2公斤，身高增长5—7厘米，此时的孩子正处于长牙与换牙时期，20个乳牙已出齐，咀嚼食物的能力较好。随着年龄的增长，胃的容积也不断扩大，消化吸收的能力正在向成人过渡，但毕竟消化系统尚未发育成熟，黏膜薄嫩，消化道壁的弹性较差，易于损伤。胃液酸度低，肠道消化酶的含量比成人少，胃肠道蠕动能力弱，消化食物的能力还不能完全与成人一样。应该结合这些特点，给学龄前儿童提供营养丰富、易于消化的食物。

2. 4—6岁学龄前儿童膳食原则

① 热能：4—6岁学龄前儿童活动范围开始增大，所需能量比3岁前有所增加。每日的能量需要为：男童1300–1600千卡（5440–6690千焦），女童1250–1450千卡（5230–6070千焦），约合每日每公斤体重90千卡（377千焦）。热量除了从粮谷类摄

取外，还要从蛋白质和脂肪中比例均衡地摄取。

② 蛋白质及脂肪：4—6 岁学龄前儿童蛋白质的相对需要量较幼儿期高，为每日 30—35 克。这一时期的幼儿仍处于大脑发育较迅速的时期，3 岁时脑的重量为出生时的 3 倍，为 1000—1080 克，6 岁时脑的重量为 1250—1305 克，相当与成人脑重的 90%—93%。神经系统的发育需要大量的蛋白质和脂类，如磷脂、胆固醇、糖脂及神经磷脂。为促进脑髓的迅速发育，必须不断从食物中摄取大量能构成脑神经组织的物质，像各种肉类、牛奶、鸡蛋、鱼、大豆及动物内脏等食品。所以，这时的孩子仍然要注意所摄入的蛋白质的质量。

4—6 岁学龄前儿童脂肪的摄入量应占总热量的 20%—30%，研究表明，有的幼儿从 3 岁起，血管中就有脂质条纹，10 岁时即可形成粥状硬化斑，由此说明防止动脉粥样硬化及高血压必须从儿童时期开始。而且，过多的脂肪能抑制胃液分泌和延长胃排空，使孩子食欲下降。因此，从学龄前期就不要吃过分油腻的食品，也不要给孩子养成爱吃油炸食品的习惯。

③ 碳水化合物：碳水化合物的需要量也多，其供给量应占总热量的 50%—65%，摄入量大约为每日 120 克，高于婴幼儿，说明粮食的摄入量逐渐增多，成为能量的主要来源。

④ 营养素的选择要做到多样化，并且注意各种营养素之间的平衡。每餐要荤素搭配，保证都有主食和一定比例的优质蛋白以及适量蔬菜并尽可能经常供给绿色叶菜或黄红色蔬菜，以保证各种维生素及无机盐的需要。每日应有新鲜水果，最好有奶或奶制品。

⑤ 4—6 岁儿童可逐渐由膳食过渡到普通饭，膳食品种及烹

制方法不必限制太严。每日三餐外，应给加餐一次。

3. 4—6 岁学龄前儿童膳食选择

前面提到，学龄前儿童胃容量尚小，要在一日数量不多的膳食中获取如此可观的各种营养素，必须在食物选取和膳食搭配以及烹调等方面注意研究。牛奶仍是 4 岁以上幼儿的首选，可作为早餐或加餐用。各种动物性食品如鱼、禽、肉、蛋、奶及肝等，均含有优质蛋白及吸收率较高的矿物质，应该每顿都有。鸡蛋可煮熟，也可蒸蛋羹或做汤，但不宜油煎。各种肉类可切细煮烂，鱼可以蒸、煮、烤、烧。可适当多选用一些豆制品并每天保证新鲜蔬菜和水果的摄入。黄豆制品的蛋白质含量高，钙的含量也不错，可代替部分肉类。蔬菜如菠菜、白菜、油菜、胡萝卜之类，可供给维生素 A、维生素 C 和钙、铁等，还含有粗纤维，有利于肠蠕动，避免便秘。谷类如小米、大米、标准面粉、玉米等，可熬粥、蒸饭、煮汤面等。糙米、标准面粉 B 族维生素的含量高，应尽量采用。

4. 4—6 岁学龄前儿童膳食配制

学龄前儿童的膳食是婴幼儿膳食向成人膳食的过渡，概括地说，就是在成人膳食的基础上膳食制备质量要高些，烹调得易消化些。在膳食制作上，要特别注意清洁卫生，防止细菌污染和食物腐败变质，食品以新鲜细软为好，加工要精细，烹调应注重色、味、香、形，使之外观诱人，花样多变，以免造成孩子偏食。

学龄前儿童以一日 4—5 餐为宜。早餐占全天总热量的30%，午餐占 35%—40%，晚餐占 25%，加餐、点心占 10%左右。

5. 4—6 岁学龄前儿童膳食禁忌

学龄前儿童不宜吃干果、糖果、巧克力、淋激凌等脂肪和糖太多的零食，尤其不要在饭前吃，以防影响正常的食欲。

咸鱼咸肉皆不易消化、含盐量高且不新鲜，不提倡作为学龄前儿童膳食。

学龄前儿童也不宜食用刺激性食品、油炸食品、整粒硬果、带刺的鱼及带骨的家禽。

三、儿童的营养与膳食

1. 儿童的生理特点

7—12 岁的儿童是生长发育的另一个时期，其特点是生长发育迅速且平稳，各种营养素的需要按公斤体重算较婴儿低，但较成人高。体重增长较平稳，平均每年约增 2 公斤，智力发育增强，体力活动增加。性别差异不如成人明显，但个体差异较大。此时期对体格与智力的发展、膳食习惯的形成都很重要。

2. 儿童的膳食原则

① 热能：7—12 岁儿童用于生长所需的热能较婴幼儿低，所以单位体重所需热能有所下降。一般，男孩热能供给量从 1700 千卡（约 7110 千焦）至 2300 千卡（约 9620 千焦），女孩热能供给量从 1550 千卡（约 6490 千焦）至 2050 千卡（约 8580 千焦）。

② 蛋白质：男孩每日摄入 40—60 克，女孩每日摄入 40—55 克。相当于每公斤体重供给 2.5 克左右，此量也比成人高一倍。蛋白质在总热量中所占的比例应高于成人，以在 12%—

14% 之间为宜。

③ 脂肪：占总热量的 25%—30%，与幼儿相同，稍高于成人。

④ 糖类（碳水化合物）：每日建议摄入 120—150 克。

⑤ 维生素：维生素 A、维生素 D 对骨骼的生长发育起重要作用。叶酸、维生素 B_{12} 促进 DNA 合成，是细胞增长的重要营养素。应注意供给充足。

⑥ 矿物质：钙、铁、锌、碘对生长发育期的少年儿童极为重要。应注意不要缺乏。

表 3-4　学龄儿童对一些维生素和矿物质的需要

年　龄	维生素A（微克）	维生素D（微克）	钙（毫克）	铁（毫克）	锌（毫克）	碘（微克）
7-9岁	500	10	1000	13	7.0	90
9-12岁	670/630	10	1200	15/18	10/9.0	110

第四章
疾病或特殊状况下
婴幼儿的营养与科学喂养

一、早产儿

早产儿是指胎龄未满 37 周出生的新生儿。大多数早产儿的出生体重小于 2500 克。

外表早产儿

体重大多在 2500g 以下，身长不到 47cm，哭声轻，颈肌软弱，四肢肌张力低下，皮肤红嫩，胎毛多，耳壳软，乳晕不清，足底纹少，男婴睾丸未降或未全降，女婴大阴唇不能盖住小阴唇。

呼吸早产儿

呼吸中枢相对更不成熟，呼吸不规则；常发生呼吸暂停。呼吸暂停（apnea）指呼吸停止时间达 15—20 秒，或虽不到 15 秒，但伴有心率减慢（< 100 次／分）和出现绀紫。早产儿的肺发育不成熟，表面活性物质少，易发生肺透明膜病。有宫内窘迫史的早产儿，易发生吸入性肺炎。

消化早产儿

吞咽反射弱，容易呛乳而发生乳汁吸入。胃贲门括约肌松弛、容量小，易溢乳。早产儿以母乳喂养为宜，但需及时增加蛋白质。早产儿易发生坏死性小肠炎，要注意乳汁的渗透压不可超过 460mmol/L。

1. 早产儿的生理特点

① 早产儿呼吸中枢不成熟，呼吸不规则，常出现暂停现象，若暂停时间 >20 秒，心率 <100 次／分，并出现颜面发青，则称为"呼吸暂停"。这种早产儿一般情况下是在医院里进行监护

治疗的，遇有呼吸暂停，刺激皮肤并吸氧，必要时进行药物治疗。在家护理的早产儿要多给予些刺激，使之哭闹，减少呼吸暂停的机会，若已出现呼吸暂停，不要慌张，弹足底或面颊，使其哭出声来即可。反复出现呼吸暂停的早产儿应引起注意，必要时送医院诊治。

②早产儿吞咽反射弱，易呛奶而发生乳汁误吸，溢乳情况较足月儿也多。各种消化酶不足，消化能力弱，但生长发育所需营养量却相对高，所以合理地安排和调节喂养尤其重要，早产儿喂养以母乳或早产儿配方乳为宜，小量开始，逐渐增加。对吞咽明显困难者，需下胃管。

③早产儿体温调节中枢发育更不成熟，体温调节能力极差，易受外界环境温度影响，冬秋季节硬肿症的发病率极高，所以要加强保温。

④早产儿过早离开母体，从母体得到的免疫抗体不足，较正常儿更易并发各种感染。

另外，早产儿的生理性黄疸较重且持续时间长，在医院里多采用蓝光照射的方法，若不是很重，在家的早产儿可多晒太阳。

2. 早产儿的营养需求

早产儿的身体组成显然与足月儿不同。怀孕 28 周的早产儿，体脂肪比率可能少于体重的 1%，而足月儿体脂肪比率则约增至 15%—16%。足月儿的能量储存接近 7000 卡，其中约 75% 是脂肪。因此，足月儿更能处理出生前后的压力，且在没有严重代谢情况下，可储存能量来维持体温。

相比之下，早产儿由于先天条件的不足，对胃容量的感受性差，胃排空又延迟，肠胃蠕动也较弱。因此，提供足够的营养使胎儿在出生后能跟得上在母体子宫内的生长速度，并且提供容易消化吸收的营养素，可避免因早产儿器官及生理功能尚未完全成熟而引发的许多营养问题。

能量

早产儿要达到适当的体重常会遇到许多阻碍，如吞咽能力弱、小肠机能障碍、胃食道逆流、吸收不良脂肪、糖类的消化差等，都是造成能量利用性较低的原因。此外，隔离较少（出保温箱）的早产儿在能量贮存不多的情况下，用生长所需的热量来维持体温，也会促使皮下脂肪减少，使代谢速度增加。早产儿生长所需热量每天为 105—130 卡 / 千克。体重 2 千克的早产儿每天约需 260—320 毫升的奶水。

水分

脱水是常见的问题。体重 1 千克的早产儿的水分丧失是足月儿的 2—3 倍。早产儿肾脏稀释和浓缩能力较低，特别是当体重低于 1 千克时，若每天的液体摄取量少于 80 毫升 / 千克，将造成脱水，产生代谢性酸中毒。当每天液体供给超过 200 毫升 / 千克，又会造成液体过度负荷和充血性心脏病。

糖类

糖类是最主要的能量来源。胎儿在母体内主要利用葡萄糖，而在出生后由喂食开始接触到双糖。不过，早产儿双糖分解酵素均有不足现象。母奶及配方奶约含 40% 的糖类，主要是乳糖，可加强钙的保留及吸收。怀孕 24 周就出生的早产儿，消化乳糖的能力极低，乳糖酵素活性只有足月儿的 30%。

脂质

早产儿的胆汁及胰脂解酵素浓度较低，容易造成脂肪消化不良。母奶中含胆盐可刺激脂解酵素，因此脂肪消化比牛奶好，且早产儿的母乳含有接近 50% 的脂肪是中链脂肪酸，约为足月儿母乳的 2 倍。

蛋白质

怀孕 3 个月之后，胎儿小肠已建立了对氨基酸的主动运输系统，同时肝脏也能合成主要的血浆蛋白质。因此，早产儿有能力消化吸收蛋白质。牛奶中蛋白质成分，乳清蛋白比酪蛋白容易消化。

维生素

维生素 D 有利于钙的吸收，维生素 K 则可有效避免新生儿出血性疾病。

表 4-1　早产儿肠道营养每日维生素建议量

种　类	建议量
维生素 A	700—1500IU
维生素 D	800—1000IU
维生素 E	7—12IU
维生素 K	8—10μg
维生素 C	18—24mg
维生素 B_1	180—240μg
维生素 B_2	180—240μg
维生素 B_6	150—210μg
烟碱酸	3.6—4.8mg
泛　酸	1.2—1.7mg
生物素	3.6—6.0μg
叶　酸	25—50μg
维生素 B_{12}	0.3μg

矿物质

早产儿肾脏会过度流失矿物质，因此，矿物质需求比足月儿高。

钙

足月儿 75% 的总钙量是从怀孕 24 周到分娩期逐渐产生的。因此早产儿需补充钙，帮助骨骼生长。喂食母乳的早产儿，其钙吸收率可达 90%。

铁

所有的新生儿（包括早产儿），出生时体内的铁可提供其体重 2 倍的需要。早期研究发现，添加铁的配方，因铁和细胞上多元不饱和脂肪酸作用，易造成溶血性贫血，这是维生素 E 不足造成。现在的配方已调节维生素 E 和多元不饱和脂肪酸的比例（≥ 0.7），所以添加铁是安全的。

母乳含有铁结合蛋白，可增加铁的运送，因此母乳的铁吸收率较佳，是添加铁配方奶的 10 倍。但母乳中铁含量仍不够早产儿的需要，因此建议在早产儿出生第二周到第二个月之间补充铁。

补充铁建议量如下：出生体重低于 1 千克每天需 4 毫克 / 千克；出生体重 1—1.5 千克每天需 3 毫克 / 千克，出生体重 1.5—2.5 千克则每天需 2 毫克 / 千克。

微量元素锌缺乏可能出现生长速度迟缓，而铜缺乏则造成早产儿体重增加不足、腹泻、水肿等现象。

3. 早产儿的膳食原则

早产儿更需要母乳喂养。因为早产儿母亲的奶中所含各种营养物质和氨基酸较足月儿母乳多，能充分满足早产儿的营养需求：而且早产儿母亲的奶更利于早产儿的消化吸收，还能提高早产儿的免疫能力，对抗感染有很大作用。所以母亲一定要有信心，相信自己的乳汁最适合喂养孩子，要想办法让孩子吃到母乳，或者想办法让孩子出院后吃到母乳。母亲要尽可能地与早产儿接触，如孩子住院的医院有母婴同室病房，母亲一定要陪伴孩子住入母婴同室病房。对不能吸吮或吸吮力弱的孩子，母亲要按时挤奶（至少每三小时挤一次），然后将挤出来的奶喂婴儿。

第二周的早产儿，生活能力有了较大的提高，出生体重较大的早产儿，喂养已经不会有困难了。体重轻、发育不健全的早产儿，经过在医院新生儿病房的治疗，如果情况好转，可以回家由母亲自己哺乳。我们还是强调：早产儿最好用母乳喂养。如果孩子一生下来就住院，母亲能够坚持挤奶，孩子出院后开始母乳喂养，问题不是太大。如果母亲的乳汁已经很少或几乎没有了，要开始母乳喂养就有一定难度。不过母亲还是不要放弃，不要丧失信心，坚持让孩子吸吮，许多母亲的乳汁可以增多。对于母乳还一时不能满足孩子的情况下，可以采取混合喂养，然后过渡到母乳喂养。

由于种种原因，的确不能母乳喂养时，只好采用人工喂养。一周以后早产儿的人工喂养与正常新生儿有许多不同之处，下面分别予以叙述。

7—14 天的早产儿，每天能量供给以 100 千卡 / 千克体重计算，也可以用简便的记忆法：即日龄每增加 1 天，每千克体重增加 10 毫升稀释牛奶。孩子 7 天时每千克体重的稀释牛奶量为170 毫升，8 天时就是每千克体重 180 毫升，9 天时为每千克体重 190 毫升，10 天为每千克体重 200 毫升。10 天以上应根据孩子的实际体重来增加。1—2 周的早产儿仍然喂给 2：1 的稀释牛奶。早产儿满 1 周、最迟 2 周后，应添加维生素 A、D（即浓缩鱼肝油），主要是为了促进钙的吸收。一般用鱼肝油滴剂，每日滴 4 滴，也可以选用维生素 AD 混合胶囊。但要注意不能直接把胶囊放在婴儿嘴里，以免引起窒息。

15—28 天的早产儿，每天能量供给以 120—140 千卡 / 千克体重计算，也可以用简便的记忆法：即以孩子目前体重的 1/5，为每天的稀释牛奶总量，比方说一个孩子体重 2.5 千克，1 天的牛奶总量即为 500 克，也就是 500 毫升。这个时期的早产儿仍然喂稀释牛奶，不过牛奶的浓度可以逐渐增加，慢慢由 2：1 奶增加为 3：1 奶（3 份牛奶：1 份水），再逐渐增加为 4：1 奶（4 份牛奶：1 份水）。

早产儿人工喂养时，也要对牛奶进行消毒、加糖和稀释，奶具的消毒更应该特别地注意，在增加牛奶的量时，要参照第一周内早产儿的喂养方法进行。

4. 早产儿喂养注意事项

早产儿是指胎龄未满 37 周，出生时体重低于 2.5 千克，身高少于 46 厘米的宝宝。宝宝早产的原因很多，孕妇高血压、急性感染、重体力劳动或多胎等都可以引起早产。

一般早产儿在肝脏贮铁、骨骼贮钙、消化功能及免疫机能等方面都尚未发育完全。

多数早产的宝宝一般身体瘦弱，皮肤薄而发亮，哭声细微，肌肉无力，体温偏低，呼吸困难，对各种疾病的感染率明显增加。照料早产的宝宝，除在维持体温和避免感染这两个方面应特别关注之外，还必须格外细心地喂哺。凡出生体重低于 1.5 公斤以及不能吸吮的早产婴儿，刚出生时一般家庭是无法自行喂养的，必须留在医院继续观察。我们这里介绍的是出生体重为1.5—2.5千克的早产儿的喂养。

首先需要考虑的是用什么乳类来喂养早产的宝宝。事实上，母乳是早产儿最理想的天然营养食品。早产儿生理机能发育很不完善，要尽一切可能用母乳（特别是初乳）喂养。母乳内蛋白质含乳白蛋白较多，它的氨基酸易于促进宝宝生长，且初乳含有多种抗体，这些对早产儿尤为可贵。用母乳喂养的早产儿，发生消化不浪性腹泻和其他感染的机会较少，宝宝体重会逐渐增加。

在万不得已的情况下才考虑用代乳品喂养早产儿。首选为优质母乳化奶粉，它的成分接近母乳，营养更易吸收，能使宝宝体重增长较快；也可考虑用鲜牛奶喂养，但采用时应谨慎从事，以减低牛奶脂肪含量，增加糖量，使之成为低脂、高糖、高蛋白的乳品。在用代乳品喂养的过程中，要密切注意宝宝有无呕吐、腹泻、便秘以及腹胀等消化不良的症状。

其次，要注意早产宝宝的喂养量及喂养次数。早产儿的吸吮能力和胃容量均有限，摄入量的足够与否，不像足月新生儿表现那么明显，因此必须根据宝宝的体重情况给予适当的喂养量。母乳喂养的早产宝宝应该经常称一称体重，观察早产儿体重的增加情况，是判断喂养是否合理的重要指标。一般足月新生儿在最初几日内由于喂哺不足或大小便排泄的原因，体重略有减轻，这是正常现象。但早产儿此时体重的维持至关重要，要重视出生后的早期喂养，设法防止宝宝体重的减轻。

由于早产儿口舌肌肉力量弱，消化能力差，胃容量小，而每日所需能量又比较多，因此可采用少量多餐的喂养方法。如果采

用人工喂养，一般体重 1500—2000 克的早产儿一天喂哺 12 次，
每 2 小时喂一次；2000—2500 克体重的宝宝一天喂 8 次，每 3
小时喂一次。每日的喂奶量不同宝宝差别较大，新生儿期每日可
喂奶 10—60 毫升不等。如宝宝生长情况良好，则夜间可适当延
长间隔时间，这样可以在保证摄入量的基础上逐步养成夜间不喂
的习惯。

母乳喂食为最佳选择

早产儿配方奶粉与母乳之间的成分及含量的比较参看表
4-2。早产儿配方热量为 700—850 卡 / 千克，这可提供适当的
热量而不含多余的液体，适合胃容量有限的早产儿。

碳水化合物占总热量为 40%—50%，其来源是：玉米糖浆
固形物或葡萄糖聚合物，两者可使配方有较低的渗透压。脂肪方
面，早产儿配方含有容易吸收的中链脂肪酸。足月儿使用的配方
奶其矿物质及维生素含量，无法满足早产儿的需要，因此，早产
儿配方中应特别添加钙、磷、钠及维生素。早产儿以母乳喂食为
最佳选择，但仍需加铁补充。若没有母乳，则体重低于 2 公斤
的早产儿，要加铁强化的早产儿配方喂食。

表 4-2 早产儿配方奶粉与母乳的比较

成　分	母　乳	早产儿配方奶粉
热量（卡 / 千克）	700—780	700—850
乳清 / 酪蛋白	70：30	60：40
蛋白质	10—14	18—24
糖类来源	乳　糖	乳糖、葡萄糖、葡萄糖聚合物
糖类（克 / 升）	62—72	70—86
脂肪来源	人类脂肪	植物油、中链三甘油酯
脂肪（克 / 升）	39	34—45

续 表

成　分	母　乳	早产儿配方奶粉
钙（毫克/升）	250—279	726—1460
磷（毫克/升）	130—142	372—730
维生素 D（国际单位/升）	20	484—2188
维生素 E（国际单位/升）	3.4—11	15—50
叶酸（微克/升）	33—50	101—300

可不可以用配方奶粉喂养早产儿？

早产儿是一类特殊的婴儿，其消化免疫功能相对于一般的婴儿而言更不成熟，对成长环境和营养方面有更高的需求。目前，市场上已出现许多专为早产儿研制的特殊医学用途配方奶粉，合理调整了碳水化合物、脂肪、蛋白质等三大营养元素的构成，使其更易被早产儿消化吸收，帮助早产儿迅速获得足够的能量和热量。此外，这类早产儿配方奶粉还添加了亚油酸、α-亚麻酸、左旋肉碱、β胡萝卜素、核苷酸、牛磺酸、肌醇等有益于早产儿代谢、强化早产儿营养的成分。在用此类配方奶粉喂养早产儿时，须特别注意严格按照奶粉包装上的说明书进行调配和必要的稀释。

二、常见遗传疾病——苯丙酮尿症

苯丙酮尿症（PKU，phenylketonuria）是一种少见的遗传性代谢障碍疾病，我国发病率约为 1/16500，属隐性遗传，即父母携带了这种病的基因，但并不发病。患儿由于基因缺陷，导致肝细胞缺乏苯丙氨酸羟化酶，无法将食物中摄入的苯丙氨酸代谢成酪氨酸，致使苯丙氨酸和一系列异常代谢产物在血中堆积，高浓度的苯丙氨酸导致脑细胞受损，使孩子智力发育障碍，成为弱智。

苯丙酮尿症的主要危害为脑损害，患儿出生时并无异常，未经特殊的膳食治疗，通常在3—6月时开始出现症状，1岁最为明显。以智力发育落后为主，可有行为异常、抽搐、肌张力增高等症状，最终将造成中度至极重度智力低下，成为家庭与社会的沉重负担。由于苯丙氨酸代谢异常致黑色素合成不足，所以患儿的毛发较黄、皮肤和眼虹膜色泽变浅。由于血中蓄积的异常代谢产物经尿排出，常有一种令人极不愉快的鼠尿味。此外，患儿常合并湿疹、呕吐等。

苯丙酮尿症在新生儿期和婴儿早期多无任何异常，随生长发育症状才逐渐出现，因此本病在于早发现、早治疗，以免发生不可逆的神经系统损伤，出生后3个月内治疗者效果较好。通过新生儿筛查能早期发现和诊断此病。

治疗最主要的是膳食治疗。在人奶、动物奶以及普通食物中都含有较高的苯丙氨酸，均不适宜喂养患儿，要使用一种特制的低苯丙氨酸奶粉，以后添加的食物应以淀粉、蔬菜和水果等低蛋白食物为主，始终控制血清苯丙氨酸浓度维持在正常水平，这样就有可能避免脑损害，使智力得以正常发育，膳食治疗至少要持续到青春期以后。本病膳食治疗费用昂贵，所以最好是预防，避免近亲结婚。

膳食原则

限制膳食中的苯丙氨酸含量，按年龄、体重计算出允许摄入的苯丙氨酸总量后选定蛋白质食物的数量和品种，但蛋白质总供给量必须能维持生长发育的需要，其不足部分可用适量的低苯丙氨酸水解蛋白或低苯丙氨酸要素粉补足。

需给苯丙酮尿症患儿供给充足的热能，应以脂肪和碳水化合物作为其热能的主要来源，为了减少苯丙氨酸的摄入量，可多选用藕粉、土豆、粉丝、淀粉、糖等作为碳水化合物的主要来源。

注意供给充足的维生素和无机盐，对不含苯丙氨酸的食物可按需随意选用。由于患儿较长期控制膳食，但又要供给生长发育所需的营养素，故应教会家长调配膳食的方法。

三、贫血

贫血是指人的血液中单位细胞容积内血红细胞数或血红蛋白量，或其中一项明显低于正常值。人体中的血红细胞数和血红蛋白量随年龄的增长而有差异。根据世界卫生组织的标准，6 个月至 6 岁小儿血红蛋白低于 110g/L，6 岁至 14 岁小儿血红蛋白低于 120g/L，则判定为贫血。

贫血是婴幼儿时期比较常见的一种症状，长期贫血可影响心脏功能及智力发育。婴幼儿贫血多数是因为营养不良造成的，贫血患儿可出现面色苍白或萎黄，容易疲劳，抵抗力低等症状。

营养性贫血可分为营养性小红血球性（缺铁性）贫血和营养性巨幼红血球性（维生素 B_{12}、叶酸缺乏性）贫血。

1. 缺铁性贫血

由于体内缺铁影响血红素的合成所引起，是目前世界上比较普遍的问题，尤见于婴幼儿及生育年龄妇女。据统计，我国近 40% 的学龄儿童和托幼儿童患有不同程度的贫血。

缺铁的主要原因有：

① 人体内铁的需求量增加而摄入量相对不足

婴幼儿生长速度很快，正常婴幼儿出生后5个月体重增加一倍，1岁增加2倍。婴幼儿在4—6个月后，体内储存的铁已经消耗渐尽，如仅以含铁量少的母乳喂养，可导致缺铁性贫血。育龄妇女由于妊娠、哺乳，需铁量增加，加之妊娠期消化功能紊乱，铁的摄入和吸收不佳，也极易导致贫血。

② 铁吸收性障碍

动物性食品中的血红素铁可以直接以卟啉铁的形式吸收，吸收率较高，非血红素铁的吸收取决于胃肠道的溶解度等因素，多种因素可阻碍铁的吸收。

2. 营养性巨幼红血球性贫血

由于各种因素影响维生素 B_{12} 及叶酸的摄入与吸收造成营养性巨幼红血球性贫血。维生素 B_{12} 和叶酸都在核酸代谢中起辅酶的作用，若缺乏则导致代谢障碍，从而影响原始红血球的成熟。常发生于未加或者少加辅助食品、单纯以母乳喂养或淀粉喂养的婴儿，或反复感染及消化功能紊乱的婴儿。

维生素 B_{12} 缺乏可引起营养性巨幼红血球性贫血和神经系统的损害，叶酸缺乏除引起营养性巨幼红血球性贫血外，还有舌炎、口炎性腹泻等。

纯母乳喂养会导致婴幼儿贫血吗？

母乳是婴幼儿最好的食物，世界卫生组织提倡在4—6个月以前实施纯母乳喂养，但是在一项对儿童铁缺乏症流行病学调查报告中显示，在婴儿期进行人工喂养的儿童贫血发生率为22.58％，实行混合喂养的儿童贫血发生率为31.20％，实行纯母乳喂养的儿童贫血发生率为43.93％；纯母乳喂养时间不到4个月的儿童贫血发生率为27.74％，超过4个月的儿童贫血发生率为 43.59%；如果在婴儿 4 个月前就添加牛奶（粉），贫血发生率为 26.32%，在 4 个月后添加牛奶（粉），贫血发生率为 41.36%；如果在婴儿 8 个月前就添加肉类，贫血发生率为 32.34%，超过 8 个月才添加肉类，贫血发生率为 37.21%。

母乳的消化吸收率虽然很高，但含铁量很低，100 克母乳含铁量一般不超过 0.5 毫克，而 100 克配方牛奶（粉）含铁量可达到 9 毫克。因此，纯母乳喂养时间越长，儿童缺铁性贫血的可能性就越大，富含铁元素的配方牛奶（粉）可有效防止儿童缺铁性贫血，添加肉类等富含铁的动物性蛋白也可补充婴儿的铁营养。

分析母乳喂养反而缺铁性贫血发生概率高的原因发现，母乳喂养导致婴幼儿缺铁性贫血的原因主要有以下几个方面：

① 母亲本身就贫血，由于自身身体状况的原因，造成孩子贫血。

② 孩子到了该添加辅食的时候（一般是 4—6 个月）却仍然只吃母乳，或添加辅食量较少，或添加不得当都会造成缺铁性贫血。另外，由于妈妈很难判断宝宝每次进食的量，如果宝宝长期没有吃饱，也可能造成贫血。还有某些因素会影响铁吸收。比如补钙过多会影响铁吸收。因此，妈妈们一定要根据自己身体状况对宝宝进行喂养。千万不要只认为母乳好，就不给孩子添加辅食；也不要认为母乳会导致孩子贫血而过早断奶，只给孩子喝配方奶粉。

母乳是婴幼儿最佳的食物，在 4—6 个月以前，应当尽可能（纯）母乳喂养，在母乳不足或者不能喂养母乳时，特别是在婴幼儿 4—6 个月以后，应当及时添加适合婴幼儿食用的婴幼儿配方食品。或添加诸如蛋黄、牛肉、猪肉、鸡肉、鱼肉和血红蛋白等含铁丰富和吸收好的动物性食物。

四、腹泻

小儿腹泻是一组由多病原、多因素引起的大便次数增多和大便性状改变为特点的儿科常见疾病。多发于 2 岁以下婴幼儿，特别是 1 周岁以下婴儿。一年四季都可能发生，但以夏秋季最多。

腹泻的起病可缓可急，轻症仅有胃肠道症状，食欲不振，偶有呕吐，大便次数增多及性状改变；重者大便次数要达一天十余次，甚至几十次，大便可呈水样、糊状、黏液状，有的可解脓血便，同时可出现较明显的脱水和电解质紊乱和全身中毒症状（如高热、烦躁、精神萎靡等）。

1. 腹泻的种类

根据发病原因，腹泻一般可以分为感染性和非感染性两种。

① 感染性腹泻。感染性腹泻可由病毒（以轮状病毒为最多）、细菌、真菌、寄生虫感染肠道后引起。其中轮状病毒是婴幼儿秋冬季腹泻的主要病因。对于细菌感染而言，致泻大肠杆菌是婴幼儿腹泻的主要病因之一。

② 非感染性腹泻。婴幼儿由于机体发育尚不成熟，消化功能不成熟，胃液酸度低，消化酶分泌量不足或者活性低，以致对食物的耐受力低下。另一方面，由于婴幼儿处于身体快速发育的时期，对各种营养的需求高，相对而言，需要消化吸收更多的食物以满足生长发育的营养需求。所以，一旦喂养不当，非常容易发生消化系统的功能紊乱。比如进食量的多少，辅助食品添加的

时间，辅助食品的品种选择等等，一当掌握不好，均会导致腹泻。同时，婴幼儿进食过热、过凉，突然改变食物品种、气候变化等均有可能会引起腹泻。

此外，由于婴幼儿消化系统尚未发育成熟，对各种特殊食物的耐受能力差，很容易发生过敏现象，包括牛奶过敏、麦类食物中谷蛋白过敏、乳糖酶缺乏、双糖酶缺乏等引起的过敏，均会引起腹泻。

2. 腹泻对人体造成的危害

① 腹泻能引起营养不良。众所周知，胃肠道是人体吸收营养物质的唯一途径，摄入的食物和其他营养物质在胃肠道消化和分解后，有用的部分被吸收，无用的残渣由粪便排出。腹泻时，人体对营养的吸收发生严重障碍，能量供给不足，使人感到头昏眼花、口干舌燥、四肢疲乏、心慌气短，甚至出现营养不良。

② 腹泻可导致维生素缺乏。长期腹泻可直接影响机体对维生素的吸收，引起维生素的缺乏。有些人腹泻日久后出现皮肤头发干燥，头发失去正常光泽和滋润，间有散在性脱落，产生早秃现象，此为缺乏维生素 A 所致；又如，有些人出现舌炎、口角炎、多发性神经炎，这是缺乏维生素 B 的结果。

③ 腹泻可引起贫血。由于消化吸收的障碍，蛋白质及其他造血原料的吸收减少，可引起贫血，出现指甲、手掌、皮肤以及口唇和睑结膜等处颜色苍白，疲倦乏力，头晕耳鸣，注意力不集中等贫血症状，甚至可出现营养不良性水肿。

④ 腹泻可降低身体的抵抗力。腹泻引起的营养不良、贫血及维生素缺乏等，可使人体对传染病及各种感染的抗病能力减弱，炎症容易扩散，也可使组织再生及外伤愈合能力减弱，受伤

后伤口不易愈合。

⑤ 腹泻可导致酸碱平衡紊乱。小肠黏膜病变可直接影响人体对水分的吸收，肠腔内高渗透压会使血中部分水分向肠腔转移，最后由大便排出，使机体丢失大量水分。当水分丢失不超过体重的 5% 时，机体还能代偿。一旦超过 5% 便无法代偿，从而出现一系列水、电解质失调和酸碱平衡紊乱现象。

⑥ 腹泻时，机体不但丢失大量水分和营养物质，还会丧失大量对机体功能活动有重要意义的电解质，如钠、钾、钙及镁等。如果丢失超过一定限度，就会出现相应的机体功能紊乱。如缺钾时，可出现心律失常、全身软弱无力、反射减弱或消失，甚至出现呼吸肌麻痹及肠麻痹等一系列缺钾症状。

⑦ 平时，身体内代谢产生的二氧化碳通过呼吸排出，其余的废物需要经过水的运送，通过肾脏由尿排出体外。脱水时尿量因机体内水分损失而减少，甚至无尿，这就会使体内代谢产生的废物排出减少，而在体内蓄积，使机体发生中毒症状，称为"酸中毒"。其临床表现除呼吸改变外，还可见疲乏无力及神经系统症状等。

⑧ 脱水、电解质紊乱及酸中毒都会对机体产生严重损害，如不及时抢救，就会发生生命危险。

⑨ 腹泻时大量水分丧失，会使人体处于脱水状态，导致血容量减少，血液黏稠度增加，血流缓慢，容易形成血栓并堵塞血管。钠、钾、钙、镁，可维持血液酸碱平衡、神经传导功能和心跳节律，腹泻时这些阳离子缺乏，可引起严重的心律紊乱，这对患有心血管疾病的老年人更为不利。所以，老年人一旦出现腹泻，切莫掉以轻心，应及时就医。

3. 腹泻婴儿的膳食

当婴儿由于各种原因出现腹泻时，除了要及时去医院检查，诊断治疗外，对于是由于婴儿消化不良而致的腹泻，还要特别注意婴儿的膳食，以防止病情恶化。合理喂养关键在于根据婴幼儿的消化吸收能力进行喂养，只要合理喂养就可达到控制腹泻的效果。

① 腹泻婴儿原则上不主张禁食，一般应继续进食，但是可以根据实际情况，适当调整进食。因为腹泻时胃肠道功能紊乱，禁食后婴儿一直处于饥饿状态，得不到足够营养，胃肠功能就不能恢复，长期禁食还会发生营养不良。

② 母乳喂养的婴儿，不必停止喂奶，只需适当减少喂奶量，缩短喂奶时间，延长两次喂奶的间隔时间，就可调整过来。一般说来，3 个月以内的每 3 小时喂一次，夜间停喂一次；3—5 个月的每 3 个半小时喂一次，5 个月大后每 4 小时喂一次，每次喂奶 15—20 分钟。除喂奶时间，如果婴儿啼哭可以喂点白开水，或 5% 葡萄糖水。缩短喂奶时间后（一般正常喂奶时间是每只乳房喂 10 分钟，可减为 5—7 分钟），应将剩余奶汁挤掉，因为后一部分奶汁内脂肪含量高，会加重婴儿腹泻。也可以减少 1—2 次母乳的哺喂，使婴儿胃肠得到休息。

③ 用配方奶粉喂养的婴儿腹泻，要根据腹泻、呕吐、食欲和消化的情况，确定膳食治疗的方法。如病情较重，每日腹泻超过 10 次，并伴有呕吐，应暂停喂奶，禁食 6—8 小时，最长不超过 12 小时。禁食应保证充足的水分供应，可喂些葡萄糖、淡盐水、胡萝卜汤、焦米汤、红茶水等。间隔时间及量可同喂牛奶时，或根据婴儿的需要随时少量哺喂。减轻婴儿胃肠道的负担，

使之充分休息。待情况好转，逐渐改服米汤、冲淡的脱脂牛奶、稀释的牛奶、高压奶等，至完全好转再恢复原来的膳食。如婴儿腹泻不严重，仅比正常多2—3次，无呕吐，可暂喂1—2日米汤，而后喂水或米汤冲淡的奶。奶量可视病情先按1/2后按1/3等，使肠道逐步适应。当大便正常后可改服全奶。如婴儿偶然出现腹泻可将奶冲淡喂1—2天即可恢复正常奶量。冲淡奶可用米汤，因米汤没有发酵作用，可减少对肠道的刺激，而且含有较高的营养成分，有利于腹泻患儿的恢复。腹泻期患儿，无论病情轻重，辅助食品一律停止添加，至痊愈后再逐一恢复。

④ 母乳喂养的婴儿从母乳中摄取的营养成分，与母亲的膳食关系密切。当婴儿腹泻时，母亲应少食含脂肪高的食物，以免增加乳汁中脂肪含量。每次喂奶前，母亲可喝一大碗开水稀释母乳，有利于减轻婴儿腹泻症状。

⑤ 腹泻时应停止添加一切辅食，特别是在腹泻之前刚刚新增加的辅助食品。随着病情的好转，先逐渐恢复一天应喂的奶量，婴儿胃肠道恢复后，再逐一将已经食用过的辅食小心恢复。

⑥ 腹泻儿由于水分、电解质丧失较多，易引起脱水，电解质、酸咸平衡紊乱，故要及时补充足量的液体及电解质，以防脱水发生。腹泻时，各种水溶性维生素损失比较多，可适当补充维生素制剂。

⑦ 常用的口服液有以下几种：

a. 口服补液盐：含有钠、钾、氯等电解质，将包装中的粉末全部倒出，溶于500毫升开水中，少量分次口服。

b. 米汤加盐溶液，米汤50毫升加细盐1.75克，或炒粉25克加细盐1.75克加水50毫升，煮2—3分钟后即可。一般口服剂量为每千克体重 20—40 毫升，4 小时内喝完。

c.盐水溶液，清洁水 500 毫升，白糖 10 克，细盐 1.75 克，煮沸，口服剂量同前。若腹泻婴儿出现明显口渴、少泪、前囟凹陷、少尿等症状时，应立即去医院就诊，以免脱水加重，危及生命。

如果婴幼儿本身具有过敏体质而引起腹泻、腹痛等过敏症状，这时就要考虑选择特殊医学用途配方奶粉（低过敏奶粉），还有就是当餐没有喂完的奶，不可留至下一餐喂食，因保温的奶正好是病原体生长最好的培养基，下餐喂食，正好吞食大量培养好的细菌。

4. 腹泻膳食禁忌

① 禁食高脂肪膳食，脂肪不容易被消化，会增加消化道的负担。而且脂肪本身具有润肠的作用，会使腹泻加重。

② 由于腹泻时肠蠕动增强，肠内常有胀气致使腹泻加剧，所以牛奶、甜食、豆类物质及豆制品等易导致胀气的食物不宜食用。

③ 患腹泻的病人肠道的腐败作用很强，所以应尽量减少蛋白质的摄入量，如鸡蛋、奶类、肉类食物等。

④ 由于富含纤维素的水果会促进肠道蠕动从而加重腹泻，因此患病时应忌食此类的水果和蔬菜，如菠萝、西瓜、白菜、辣椒、韭菜、红薯等。

⑤ 为了避免加重胃肠负担，也应忌食生冷、油腻的食物。

五、营养失调

营养失调既包括营养不足，营养缺乏，也包括营养过剩。

营养缺乏主要是由于营养素摄入不足、消化吸收不良、代谢障碍、需求量增加或消耗过多等多种因素导致营养素缺乏引起的一类疾病。婴幼儿时期，由于生长发育快速，对各种营养素的需求比成人相对要高，另一方面，由于婴幼儿的器官发育尚不成熟，消化吸收能力差、抗病能力弱、容易患腹泻、消化不良等疾病，造成营养素消化吸收不良或营养丢失，所以婴幼儿更加需要注意合理膳食，否则极易发生营养缺乏病。

目前，在发展中国家，存在着四个普遍性营养问题，即蛋白质－热能营养不良、维生素 A 缺乏、碘缺乏和铁缺乏。这也是世界范围内的四大营养问题。

1. 营养缺乏

由于机体所摄取的营养素不能满足自身的需要而出现各种营养素缺乏所特有的症状与体征，即营养缺乏病（症）。据联合国儿童基金会报告，我国两岁以上儿童生长发育滞缓率为 41%，说明我国现阶段虽然部分地区有营养过剩问题，但就全国而言，营养缺乏仍是重要问题。

（1）分类：一般将营养缺乏病分为原发性与继发性两大类。

原发性营养缺乏病

由于膳食中营养缺乏或摄入不足而引起的营养障碍性疾病称为原发性营养缺乏病。如蛋白质－热能营养不良、营养性贫血、干眼病等都是原发性营养缺乏病，只要补充足够的相应营养素即可痊愈。其致病原因有：

① 不良的膳食习惯。如不合理的烹调，使营养素大量破坏或丢失，或因偏食、挑食、禁食、忌食等原因，使营养素的摄入量减少，从而造成机体营养素缺乏；

② 过多食用精制白米、白面。由于粮谷类的过分加工，可使其中的硫胺素（VB1）损失90%，核黄素（VB2）、烟酸（VPP）和铁损失70%—85%。这些营养素在麸皮与胚芽中分布较多；

③ 经济原因。在经济落后的国家或地区里，人们生活水平低下，副食品食入较少，单纯或主要以主食提供热能与各种营养素，往往造成营养缺乏病的发生。

继发性营养缺乏病

由于体内体外的各种原因，妨碍营养素的吸收与利用，或因病理、生理需要量增多而不能及时供应，或因某种原因使营养素在体内的破坏和排泄过多而造成的营养缺乏病称为继发性营养缺乏病。

① 发生过程：首先表现为机体组织储存减少，接着出现低水平的代偿，继之打破平衡而发生生化指标的改变，进一步出现病理形态学的改变。

② 常见的营养缺乏病：蛋白质－热能营养不良、维生素A（VA）缺乏症、维生素D（VD）缺乏症、VB$_1$缺乏病、VB$_2$缺乏病、VPP缺乏病、维生素C（VC）缺乏病、营养不良性贫血、碘缺乏病及其他营养缺乏病等。

2. 营养不足

体内某种营养素含量不足，尚未达到缺乏的程度，可毫无症状或仅有轻微症状，处于亚临床表现状态。若能在此种状态下通过生化检验及时发现，及时给予补充相应的某种营养素，可以得到纠正，防止营养缺乏病的发生。

（1）蛋白质－热能营养不良

蛋白质—热能营养不良是由于缺乏能量和（或）蛋白质所致的一种营养缺乏症，主要见于3岁以内的婴幼儿；除体重明显减轻、皮下脂肪减少和皮下水肿以外，常伴有各种器官的功能紊乱。临床上分为：以能量供应不足为主的消瘦型；以蛋白质供应不足为主的浮肿型；介于两者之间的消瘦—浮肿型。

造成蛋白质－热能营养摄入不足的原因是多种多样的，主要有以下几个方面：

① 长期摄入不足。小儿处于不断生长发育的阶段，对营养素的需要相对较多，摄入量不足常见母乳不足而未及时添加其他乳品；奶粉配制过稀；突然停奶而未及时添加辅食；长期以淀粉类食品（粥、奶糕）为主；不良的膳食习惯如偏食、挑食、吃零食过多或早餐过于简单；学校午餐摄入不足等。

② 消化吸收障碍。消化系统解剖或功能上的异常如唇裂、腭裂、幽门梗阻、迁延性腹泻、过敏性肠炎等均可影响食物的消化。消化道不健全、肠吸收不良综合征等均会导致消化吸收功能障碍。消化系统感染性疾病，如痢疾、腹泻、肠道寄生虫等也会导致消化吸收功能障碍。

③ 喂养方式不当。合理喂养方式在于根据婴幼儿的生理所需提供合适的食品，以满足生理所需。如果喂食过多的高蛋白、高脂肪或者高糖类食物，也可使婴幼儿出现消化吸收不良，如此反复就会导致婴幼儿胃肠道消化吸收功能减弱。

④ 需要量或消耗量增多。患急、慢性传染病（如麻疹、伤寒、肝炎、结核）、反复性肺炎等后的恢复期、生长发育快速阶段等均可因需要量增多而造成相对缺乏。

上述因素的单独作用或共同组合均可引起蛋白质—热能营养不良。

临床表现

体重不增是最早出现的症状，随即体重下降，久之身高也低于正常。皮下脂肪逐渐减少以至消失，首先累及腹部，其次为躯干、臀部、四肢，最后为面颊部；腹部皮下脂肪层是判断营养不良程度的重要指标之一。

随着病程的进展，各种临床症状也逐步加重，初起仅体重减轻、皮下脂肪变薄、皮肤干燥，但身高无影响，精神状态正常；继之，体重和皮下脂肪进一步减少，身高停止增长，皮肤干燥、苍白、肌肉松弛；病情进一步加剧时体重明显减轻，皮下脂肪消失，额部出现皱纹状若老人，身高明显低于同龄儿，皮肤苍白、干燥、无弹性，肌肉萎缩，精神萎靡，反应差，体温偏低，脉细无力，食欲低下，常腹泻、便秘交替，部分患儿可因血浆白蛋白明显下降而出现浮肿。

严重蛋白质－热能营养不良还会导致各种并发症：

① 营养性小细胞性贫血。最为常见，与缺乏铁、叶酸、维生素 B_{12}、蛋白质的造血原料有关。

② 各种维生素缺乏。常见为维生素 A 缺乏，有时也有维生素 B、C、D 的不足。

③ 感染。由于免疫功能低下，故易患各种感染病，如上呼吸道感染、鹅口疮、肺炎、结核病、中耳炎、尿路感染等；特别

是婴儿腹泻，常迁延不愈，加重营养不良，造成恶性循环。

④ 自发性低血糖。患儿面色灰白、神志不清、脉搏减慢、呼吸暂停、体温不升但无抽搐，若未及时诊治可因呼吸麻痹而死亡。

根据患儿的年龄，喂养情况，体重下降，皮下脂肪减少，全身各系统功能紊乱及其他营养素缺乏的症状和体征，典型病例的诊断并不困难，但轻症患儿易被忽略，需通过定期生长监测、随访才能发现。确诊后还需详细询问病史和进一步检查，以做出病因诊断。

膳食原则

婴幼儿发生轻度营养不良时，消化功能及对食物耐受能力接近正常小儿，仅需适当调整膳食，供给足够热量，即可达到疗效。重度营养不良患儿因消化功能与对食物耐受力均差，常并发消化道功能紊乱，因此在原有膳食基础上从小量开始，逐步调整膳食。

① 消瘦型蛋白质 – 热能营养不良的婴幼儿首先应当根据婴幼儿的生理需要提供充足的热能，纠正脱水、电解质失调、感染、维生素和矿物质缺乏的综合征，同时逐步纠正蛋白质的不足。浮肿型蛋白质 – 热能营养不良的婴幼儿应重点逐步纠正蛋白质不足。

② 小婴儿，特别是4—6个月以下的婴儿，应鼓励母乳喂养；并在4—6个月以后及时添加合理的辅助食品补充营养。

③ 对于已经食用辅助食品的较大婴幼儿，由于他们的生理功能与正常婴幼儿比较接近，可以在原有的膳食结构上适当调整，选择易消化吸收、高热量或高蛋白的食物，并适当补充各种

维生素与矿物质，逐渐改变调整饮食结构，丰富膳食、均衡营养，以达到满足婴幼儿营养所需的量。

④ 开始阶段各种营养素的供给量不能太高，应当根据婴幼儿的实际情况，逐步增加营养素的供给量，当婴幼儿的体重恢复到正常后，就可以将营养素的供给量逐渐降至正常婴幼儿的营养需求量。

⑤ 在重度营养不良时，婴幼儿的消化吸收能力非常薄弱，对食物的耐受能力差、食欲也很差，稍不注意极易发生腹泻等症状。因此调整膳食需要更加耐心细致，并且需要稳步进行，需要的时间可能更长，增加食物的营养的速度也应该相对比较慢，等消化吸收功能逐渐恢复，食欲转好后，就可以增加一些蛋白质含量高、容易消化吸收的食物。

⑥ 在对营养不良的婴幼儿进行食物调整时，应当注意辅助食品的添加顺序，不要急于求成，可先增加易于消化吸收的纯淀粉类食物（纯营养米粉等等），如果婴幼儿可以耐受，再添加蛋白质含量较高，脂肪含量较少的食物，消化功能恢复后，再补充油脂含量较高的食物。

⑦ 膳食的补充应注意少量多餐。

（2）维生素缺乏

维生素的缺乏可以是原发性的，即是由于不当膳食造成的，也可能是继发于其他疾病，比如蛋白质 – 热能营养缺乏或吸收性不良等疾病。

婴幼儿营养素不良时，也可能同时发生多种维生素的缺乏，不同的维生素缺乏会引起相应的症状表现，严重时会导致全身各系统的功能紊乱以及免疫系统的异常。

维生素 A 缺乏

维生素 A 缺乏症是因体内缺乏维生素 A 而引起的以眼和皮肤病变为主的全身性疾病，多见于 1—4 岁小儿。世界卫生组织公认维生素 A 缺乏为世界上四大营养缺乏病之一。最近资料估计全世界维生素 A 缺乏每年可造成 100 万—200 万人死亡，50 万学龄儿童因维生素 A 缺乏而致盲，因维生素 A 缺乏的干眼病高达 1000 万人以上。

维生素 A 最早的症状是暗适应差，眼结膜及角膜干燥，以后发展为角膜软化且有皮肤干燥和毛囊角化，故又称夜盲症、干眼病、角膜软化症。

维生素 A 缺乏的主要症状：

眼部

① 最初为暗适应时间延长，以后在暗光下视力减退，黄昏时视物不清继则发展成夜盲症；

② 眼干燥不适，经常眨眼，系因泪腺管被脱落的上皮细胞堵塞使眼泪减少所致，继而眼结膜和角膜失去光泽和弹性，眼球向两侧转动时可见球结膜折叠形成与角膜同心的皱纹圈，在近角膜旁有泡沫状小白斑，不易擦去，即为毕脱斑；

③ 角膜干燥、混浊而软化，继则形成溃疡，易继发感染，愈合后可留下白斑，影响视力；重者可发生角膜穿孔，虹膜脱出以致失明。

皮肤

皮肤症状多见于年长儿，初起干燥、脱屑，以后角化增生角化物充塞于毛囊并突出于皮面，状似"鸡皮"，摸之有粗糙感；皮损首先见于上下肢活动关节部位，以后累及其他部位；毛发干枯，易脱落，指（趾）甲脆薄多纹，易折断。

其他

患儿体格和智能发育轻度落后，常伴营养不良、贫血和其他维生素缺乏症。牙釉质发育不良，常伴呼吸道、消化道及泌尿道感染。

维生素 D 缺乏性佝偻病

维生素 D 缺乏性佝偻病是我国婴幼儿的常见病，遍布于全国各地，尤以北方各省为多。一般人常称本病为"缺钙"，这是错误的，应是缺乏维生素 D。婴幼儿期生长发育旺盛，骨骼的生长发育迅速，维生素 D 不足致使钙、磷代谢失常，正在生长的骨骺端软骨板不能正常钙化，造成骨骼病变。

当维生素 D 缺乏时，即可引起本病，维生素 D 缺乏的常见原因是：

① 阳光照射不足。人体皮肤中的脱氢胆固醇经日光中紫外线照射后可转变为维生素 D，这是人类维生素 D 的主要来源。因此，缺乏室外活动者，因接触阳光少而易患本病。

② 食物中钙、磷含量不足或比例不当。乳类中含维生素很少，如单纯乳类喂养不另加维生素 D 制剂或少晒太阳，可发生维生素 D 缺乏。人乳的钙磷比例适宜（2∶1），钙的吸收率较高；而牛乳的钙磷比例不当（1.2∶1），钙的吸收率较低，因此人乳喂养儿患佝偻病者较牛乳喂养儿少。

③ 维生素 D 的需要量增加。某些婴幼儿生长发育过快，维生素 D 供不应求。

④ 疾病或药物影响。胃肠、肝胆疾病可影响维生素 D 和钙磷的吸收和利用。长期服用抗癫痫药物或糖皮质激素可干扰维生

素 D 及钙的代谢。

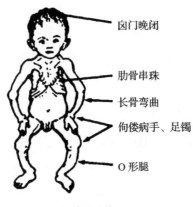

囟门晚闭

肋骨串珠

长骨弯曲

佝偻病手、足镯

O 形腿

佝偻病体征

维生素 D 缺乏症状：

① 早期常烦躁不安，爱哭闹，睡不安，易惊醒，汗多，特别是入睡后头部多汗，由于汗的刺激不舒服故头常在枕头上摩擦致头后枕部半圈秃发。

② 以后逐渐出现骨骼改变和运动机能发育迟缓，如前囟门闭合延迟（正常应在 1.5 岁前闭合），出牙晚，可晚至 1 岁才出牙，头较大呈方形，肋骨下缘外翻，鸡胸，"O"形腿等。抬头、坐、立、行等运动机能发育落后。血钙、血磷可降低，碱性磷酸酶增高，长骨 X 线照片在疾病活动期均有不同改变。

维生素 D 缺乏的预防

① 孕妇及乳母多晒太阳，食用富含钙、磷、维生素 D 以及其他营养素的食物。。

② 鼓励母乳喂养，并从婴儿出生后 2 周开始补充维生素 D 400IU/ 日，均补充至 2 岁。

③ 户外活动，指导家长尽早携带婴儿户外运动，逐渐达到

1-2 小时 / 天，尽量暴露婴儿面部、手足等部位。

④ 早产 / 低出生体重、双胎 / 多胎婴儿，早产 / 低出生体重儿生后即应补充维生素 D 800-1000 IU/ 天，3 月龄后改为 400 IU/ 天，直至 2 岁。

维生素 D 缺乏的预防

治疗原则以口服为主，一般剂量为每日 2000—4000U，1 个月后改服预防量 400U/ 天；对重症或不能口服的患儿可根据医生的建议肌肉注射维生素 D。

注意：需要长期大量服用维生素 D 制剂时，不宜用鱼肝油，而宜用纯维生素 D 制剂，以防维生素 A 中毒（鱼肝油中含维生素 A 与 D）。

钙剂：口服或肌注维生素 D 一般不需要先服钙剂，但 3 个月以内小婴儿或有过手足搐搦症病史者，肌注前宜先服钙剂 2—3 日，肌注后再继续服至 2 周。

注意事项

近年来屡有因维生素 D 摄入过量引起中毒的报道，应引起儿科医师的重视。维生素 D 中毒大多由以下原因所致：

a. 短期内多次给予大剂量维生素 D 治疗佝偻病；

b. 维生素 D 预防剂量过大，每日摄入量过多，或在数月内反复肌注大剂量维生素 D；

c. 误将其他代谢性骨骼疾病或内分泌疾病诊断为佝偻病而长期予以大剂量维生素 D 治疗。维生素 D 中毒剂量的个体差异较大，一般小儿每日服用 500—1250μg（2 万—5 万 IU）或每日 500mg/kg（2 000IU ／ kg），连续数周或数月即可发生中毒；敏感小儿每日仅服用 100μg（4 000IU），连续 1—3 月即可中毒。

当机体大量摄入维生素 D 时，肠吸收钙与磷增加、血钙浓度过高，降钙素即参与调节，使钙沉积于骨与其他器官组织，影响其功能：如钙盐沉积于肾脏可产生肾小管坏死和肾钙化，严重时可发生肾萎缩、慢性肾功能损坏；钙盐沉积于小支气管与肺泡可损坏呼吸道上皮细胞，引起溃疡或形成钙化灶；在中枢神经系统、心血管等重要器官组织则形成较多钙化灶，可产生不可逆的严重损害。

维生素 D 过量或中毒早期症状为厌食、恶心、倦怠、烦躁不安、低热、呕吐、顽固便秘和体重下降；重症可出现惊厥、血压升高、心律不齐、烦渴、尿频、夜尿，甚至脱水酸中毒。尿中出现蛋白质、红细胞、管型等改变，随即发生慢性肾功能衰竭。

维生素 B_1 缺乏

在食用精白米地区，特别是习惯吃蒸饭和米汤的地区的小孩，常有轻度腹泻、声音嘶哑、烦躁、夜间啼哭、吃奶无力、四肢较弱、心跳快，甚至嗜睡、昏迷、抽筋等症状。人们常称它为"脚气病"。

患"脚气病"的小儿脚部略有浮肿，用手指压迫时，即出现一个凹陷，压力解除后，此凹陷还不能立即消失。这种病实际上是维生素 B_1 缺乏引起的，因此，又称维生素 B_1 缺乏症。此病多发生在三至六个月吃母乳的婴儿身上。如果母乳量不足或未及时添加辅食，即可使婴儿得此病。

婴幼儿患"脚气病"人数较多，这是由于婴幼儿生长发育迅速，维生素 B_1 的需要量相应增多，且婴幼儿抵抗力较差易患疾病，致使维生素 B_1 的吸收受障碍，或消耗增加，如腹泻、呕吐

时可使维生素 B_1 的吸收减少，发热或感染时，代谢旺盛，维生素 B_1 消耗增多。另一个原因是这个年龄的小孩多以母乳喂养为主。母乳含维生素 B_1 较低，其含量是牛奶的 1/4，若母亲膳食中缺乏维生素 B_1，则乳汁中维生素含量也就更少。人工喂养儿以淀粉食物为主，食用愈多，维生素 B_1 的需要量也愈多。因此，婴幼儿时期患"脚气病"的人较多。

患"脚气病"的以三至六个月吃母乳的小儿较为常见。出现症状有轻有重，多数患儿是轻型。但如未及时得到治疗，病情会继续发展，严重时可危及生命。"脚气病"的症状有以下几方面：

① 消化系统症状。恶心、呕吐、食欲减退，有时腹痛、轻泻或便秘、腹胀。

② 神经系统症状。患儿早期有烦躁不安及夜啼；病情加重后，出现嗜睡、软弱无力、两眼无神，声音微弱、嘶哑，吃奶时呛咳，严重者导致昏迷、抽搐。

③ 循环系统症状。患儿突然号叫、声急音失、出冷汗、全身冰冷、体温降低、口唇与指甲发绀、皮肤发花、全身水肿、呼吸不规则、呼吸微弱，刚发病时可见抽搐，继而昏迷，严重者会死亡。

④ 此外，患儿可有不同程度的水肿，常常先见于足部，逐渐发展至膝部、大腿甚至全身；尿量减少。如有以上症状，应速到医院诊治。

其他 B 族维生素缺乏：

B 族维生素又分许多种，它们主要参与人体的消化吸收功能和神经传导功能。不同的维生素 B 缺乏可导致不同的临床表现。例如维生素 B_1 缺乏表现为末稍神经炎（"脚气病"）；维生素

B_2 缺乏可表现为口腔黏膜溃疡、口角炎等。维生素 B_6 和维生素 B_{12} 是神经细胞代谢所必需的物质，缺乏时可表现为皮肤感觉异常、营养性贫血等。

维生素 C 缺乏症

维生素 C 缺乏症又称坏血病，是由于人体长期缺乏维生素 C（抗坏血酸）所引起的出血倾向及骨骼病变的疾病。本病多见于婴幼儿。

维生素 C 为水溶性，人体自身不能合成，需由食物供给，维生素 C 广泛存在于新鲜水果和绿叶蔬菜中。烹调时加热、遇碱或金属，易被氧化分解失去活性。蔬菜切碎、浸泡、挤压、腌制，也致维生素 C 损失。母乳中维生素 C 含量与乳母膳食有关（正常含 4—6mg／d1），一般可满足婴儿生理需要。谷类及牛乳中含量极少，经煮沸后则大多被破坏。

维生素 C 主要功能是起还原剂作用及参与重要的羟化反应。最重要的是对脯氨酸的羟化作用，能促进脯氨酸转变为羟脯氨酸，后者对胶原合成起重要作用。当维生素 C 缺乏时，胶原合成障碍，引起毛细血管通透性增加，发生出血现象，并阻碍骨化过程，使成骨细胞不能形成正常骨样组织，软骨内骨化障碍。因钙盐在基质内沉着不受影响，致临时钙化带增厚，而骨骺端骨质脆弱，易发生干骺脱位或分离，而骨质吸收继续进行，因而出现普遍性骨质疏松与萎缩。此外，牙骨基质形成障碍，牙质发育不良，且易松动、脱落。

维生素 C 可使三价铁还原为二价铁，促进食物铁的吸收和铁蛋白的储存。还可使叶酸还原为具有活性的四氢叶酸，促进红细胞成熟和增殖，故维生素 C 缺乏时，易致贫血。

维生素 C 尚可促进机体应激能力和免疫功能。

造成维生素 C 缺乏的主要原因有：

① 摄入不足。乳母膳食长期缺乏维生素 C，或以牛乳或单纯谷类食物长期人工喂养，而未添加富含维生素 C 辅食的婴儿，则易患本病。

② 吸收障碍。慢性消化功能紊乱，长期腹泻等可致吸收减少。

③ 需要量增加。婴儿和早产儿生长发育快，需要量增多；患感染性疾病，严重创伤等消耗增多，需要量亦增加，若不及时补充，易引起缺乏。

维生素 C 缺乏的临床表现

多见于 6 个月至 2 岁的婴幼儿，母孕期摄入足量维生素 C，则生后 2—3 个月婴儿体内储存的维生素 C 可供生理需要，若孕母患本病，则新生儿出生后即出现症状。

① 一般症状。维生素 C 缺乏约需 3—4 个月方出现症状。早期表现易激动、厌食、体重不增、面色苍白、倦怠无力，可伴低热、呕吐、腹泻等，易感染或伤口不易愈合。

② 出血症状。常见长骨骨膜下、皮肤及黏膜出血，牙龈肿胀、出血，继发感染局部可坏死。亦可有鼻衄、眼眶骨膜下出血（可引起眼球突出）。偶见消化道出血、血尿、关节腔内出血，甚至颅内出血。

③ 骨骼症状。长骨骨膜下出血或骨干骺端脱位可引起患肢疼痛，尤其当抱起患儿或换尿布时大声哭叫。因肢痛可致假性瘫痪，患肢呈固定位置，呈"蛙腿"状。患肢沿长骨干肿胀、压痛明显，微热而不发红，也绝不延及关节。

肋骨、软骨交界处，因骨干骺半脱位可隆起，排列如串珠，称坏血病串珠，可出现尖锐突起，内侧可摸及凹陷，因而与佝偻病肋骨串珠不同，后者呈钝圆形，内侧无凹陷。因肋骨移动时致疼痛，呼吸可表现浅快。

④ 晚期常伴贫血。一般为小细胞性贫血，当叶酸代谢障碍时，可出现巨幼红细胞性贫血。

⑤ X线表现。骨骼 X 线检查主要病变在四肢长骨远端，以膝关节最显著。典型改变为：

a. 骨干骺端临时钙化带因钙盐堆积呈致密增厚，称坏血病白线，其下方有一带状骨质稀疏区，称坏血病带，此处可因骨折而分离或移位；临时钙化带增厚处可向两侧或一侧突出，形成刺状，称侧刺；临时钙化带边缘骨皮质和松质可呈单侧或双侧缺损，或形成透光裂隙，称坏血病角。

b. 骨骺中心部密度减低，呈毛玻璃状，外围密度增高，呈指环状。

c. 长骨骨干皮质变薄，骨质普遍疏松、骨小梁不清，透亮度增加。

d. 沿骨干常出现骨膜下出血。先为软组织肿胀，密度增高。钙化后，出现骨膜钙化影。

预防

孕母及乳母应多食富含维生素 C 的食物，如新鲜水果、蔬菜。提倡母乳喂养，生后 2—3 个月需添加含维生素 C 丰富的食物。一般维生素 C 每日需要量小儿 30—50mg，早产儿 100mg，患感染性等疾病时应加量。

治疗

轻症口服维生素 C，每次 100—150mg，每日 3 次。重症静脉注射每日一次 500mg，待症状减轻后改为口服，一般需持续用药 2—3 周，其后应保证每日膳食需要量。

同时应供给含维生素 C 丰富的水果或蔬菜，如橘汁、西红柿汁等。有骨骼病变者应固定患肢。

本病维生素 C 疗效显著，治疗后 24—48 小时，症状改善，一周后症状消失，一年后骨结构恢复正常。治愈后一般不遗留畸形。

如合并贫血，可加大维生素 C 剂量，并视情况补充铁剂或叶酸。

其他维生素缺乏

尼克酸（烟酸或烟酰胺）

烟酸缺乏产生的糙皮病或称为癞皮病，多发生在膳食单调的以玉米为主食的地区，或发生在贫困的膳食单调的人群中。其早期症状为易于疲劳、记忆力减退和失眠。

典型的缺乏症状为皮炎、腹泻和抑郁。以与皮肤有关的体征最为突出，即接触阳光的部位出现对称性的色素斑。

叶酸

叶酸参与核酸和蛋白质合成代谢，叶酸缺乏时 DNA 合成受阻，细胞增殖受到障碍，细胞核增大、变形，造血细胞首先受累。在 20 世纪 30 年代注意到叶酸缺乏可以引起巨红细胞性贫血，其周围血液涂片和骨髓细胞检查异常；补充叶酸可以使这些细胞形态变化逆转。维生素 B_{12} 缺乏引起的血液学变化常常与叶酸缺乏相似，而维生素 B_{12} 缺乏导致的神经病变对叶酸治疗没有反应，因此对贫血的患者应注意鉴别贫血的原因和类型。

（3）矿物质缺乏

矿物质和微量元素与其他营养素一样，并不是"多多益善"，每种矿物质和微量元素发挥其生理功能都有它在体内一定的适宜范围，小于这一范围可能出现缺乏症状，大于这一范围则可能引起中毒，因此，一定要很好地掌握它们的摄入量。

婴幼儿时期，我国最容易发生缺乏的矿物质主要是钙、铁、锌、碘。

钙缺乏

婴幼儿缺钙常表现为佝偻病，一旦得了佝偻病，免疫力下降，易患呼吸道、消化道感染，且常伴贫血。引起钙缺乏的主要原因有：

① 维生素 D 缺乏，钙的吸收需要维生素 D 的参与，维生素 D 缺乏极易导致钙缺乏。

② 食物中钙和磷含量不足或比例不合适，譬如母乳中钙磷比例为 1.5：1—2：1，比较合适，而牛乳中钙磷比例为 1.2：1，不太合适，影响钙的吸收。

③ 添加辅助食品如谷类，含有较高有机磷酸，与钙结合，影响钙的吸收；有些蔬菜，如菠菜、苋菜、竹笋等，含草酸较高，与钙结合，影响钙的吸收；膳食中纤维素过高也会降低钙的吸收率。

④ 多胎、早产儿、低体重儿出生后生长较快，甚至过速，所需维生素 D 和钙也愈多，常引起体内不足。

⑤ 疾病影响，有慢性腹泻会影响肠道吸收维生素 D 和钙；胆道疾病时，脂溶性维生素 D 吸收障碍，也影响钙的吸收；患肝病及肾脏疾病时，维生素 D 活化作用下降，降低了钙的吸收。

碘缺乏

婴幼儿正处于脑发育的第二个关键时期。和胎儿一样，对碘缺乏极为敏感。胎儿的严重碘缺乏若延续到婴儿期继续存在，势必发展成为典型的克汀病患者。如果幼儿碘缺乏程度较轻，将可能出现克汀病征候谱的轻度组合，或成为亚临床克汀病或仅有轻度智力低下。在婴儿期仅表现为对周围的人和事物反应及自身运动能力、智能和生长发育落后。碘是婴幼儿大脑发育过程中不可缺少的微量元素，婴幼儿大脑发育期间如果碘缺乏，平均智力损伤将达到 15％至 20％，而且终身不能弥补。

碘缺乏多由于膳食中的碘不足或长期摄入含致甲状腺肿因子的食物。缺碘地区的儿童和青少年，因碘的供应不足可发生甲状腺肿大，称为地方性甲状腺肿大或"地甲病"。肿大的甲状腺除影响美观外，还可能压迫气管和食道，甚至增加甲状腺癌的患病率。甲状腺肿大的病人多有甲状腺功能低下，影响智力发育，对当地的社会经济发展有极大影响。

防治碘缺乏的原则是经常进食含碘较多的食物。海产食物的碘含量较高，如海带、海藻或海产鱼、虾类。目前我国已采取措施，在内陆地区的食盐普遍加碘；加上副食品的种类不断丰富，碘缺乏病问题将得到解决。

对于婴幼儿这一特殊群体，在快速成长阶段，由于各器官尚未完全发育成熟，不可以直接食用成人食物，除了母乳之外，生理发育所需的碘必须来自于婴幼儿辅助食品，为此在婴幼儿食品中添加强化碘营养素是非常关键的。选择婴幼儿食品时，必须注意产品是否含有各种营养素，特别是素有"聪明元素"之称的碘。

铁缺乏

铁缺乏是世界范围内最常见的营养缺乏病之一，主要影响较大的婴儿、幼儿和育龄期妇女。

婴儿由母体带来的铁大约在 6 月龄时即已耗尽，牛乳中的铁含量不高并且吸收率低（约 10%）。母乳中的铁虽然吸收率高（约 50%），但是含量很低，如果在 4—6 个月以后，不及时添加辅助食品，也很容易发生缺铁性贫血。如果对用人工喂养的婴儿不补充铁，常常在 1 周岁时即已出现明显的贫血。

动物的肌肉和血液中含较多的血红素铁，其吸收率大约在 25%。植物性食物中主要为非血红素铁，其中的草酸、植酸等还可能干扰铁的吸收，因而植物性食物中的含铁的吸收率在 10% 以下。肌肉等组织中的血红素铁还可以增进非血红素铁的吸收，膳食中含有一些肉类（肉因子）可以增加铁的吸收；因而素食者的贫血率较高。

预防婴儿缺铁性贫血，应在孕期即注意食用含铁丰富的食物，如动物的肝脏、肉和血。尽量将脐带结扎在靠近胎盘一侧，使更多些血液回流到婴儿体内。鼓励母乳喂养，早期（4 月龄）开始添加含铁丰富的辅食（如肝泥）。对儿童、青少年和老年人也应鼓励多进食含铁丰富和容易吸收的含铁的食物。抗坏血酸可提高含无机铁补充剂中铁的吸收率。

锌缺乏

缺锌可能是由于偏食和经济条件限制而食入的动物性食物较少；或因特殊生理情况而需要量增加（如怀孕、生长发育较快），或因慢性腹泻、感染、烧伤等疾病导致的吸收不良或消耗增加所致。

缺锌儿童的主要表现为食欲下降、味觉和嗅觉异常或丧失、异食癖（喜欢吃常人不吃的东西，如墙灰、泥土）、生长发育迟缓、性器官发育不良、创伤愈合延迟、皮肤粗糙及易感染。正常人的血锌水平在 0.9—1.3 毫克／升，缺锌时血锌水平下降。有人用发锌含量来估计锌营养状况，但由于干扰因素较多，一般认为不能作为评价锌营养状况的可靠手段。

动物性食物是锌的主要来源；植物性食物中的锌较少。维生素 D、肠腔中的游离氨基酸（如半胱氨酸、组氨酸）、某些有机酸（如柠檬酸）促进锌的吸收；谷类麸皮中的植酸和含纤维较多的食物妨碍锌的吸收。动物性食物中的锌容易被吸收。食物中的镉、铜、钙和亚铁离子等与肠黏膜中的锌结合受体竞争，可以干扰锌的吸收；应用大剂量补铁剂有可能导致锌缺乏。因此，在长期补铁时也需要考虑补锌。

六、肥胖

婴幼儿的健康成长需要良好的营养，而良好的营养是指均衡全面的营养素和适宜的摄入量。营养不良或过剩都会对婴幼儿的健康成长有害。传统观点认为婴幼儿越胖越好的看法是不对的。

婴幼儿过胖，一方面活动受到限制，运动量相对减少，这不仅对骨骼生长不利，而且因负荷过重，可使腿部弯曲而变成弓形腿，严重时，由于呼吸困难，肺泡换气不足促使红细胞增多，有的甚至发生绀紫、心脏增大以及出现充血性心力衰竭等。而且，据研究发现，小儿时期的肥胖与成年后的肥胖症、高血压、心脏病、糖尿病都有很大的关系。所以应当及早重视小儿的肥胖问题，并及早预防。

肥胖是指身体中的脂肪堆积过多，肥胖的程度与体脂所占体重的比例有关。严重的肥胖可以看成是一种以身体脂肪含量过多为主要特征的病态。肥胖病的原因是多方面的，经常与多种慢性病伴随发生，并且促进和加重这些疾病。

对肥胖程度的判断和划分，最直观的方法是目测法，通过对人体观察的直觉判断来估计肥胖及消瘦的程度。这种方法适用于初筛，并且可以排除因肌肉发达、体格健壮所致的相对体重较高。

目前常用于判断体重超重和肥胖的简单方法是世界卫生组织推荐的体质指数（BMI）法，计算公式为：

BMI= 体重（千克）/ [身高（米）^{2}]。

WHO 对肥胖和超重的划分是根据正常人的 BMI 值分布，及 BMI 值与心血管疾病发病率和死亡率的关系来考虑的：

BMI 小于 18.5 为体重过低（表明营养不足）；

BMI 为 18.5—24.9 为体重正常；

BMI 为 25—29.9 为超重；

BMI 为 30.0—34.9 为 1 级肥胖；

BMI 为 35.0—39.9 为 2 级肥胖；

BMI 等于或大于 40.0 为 3 级肥胖。

对于不同的人种，同样的 BMI 可能代表的肥胖程度不一致。

在世界范围已普遍采用 BMI 来判断成人的肥胖程度，但由于儿童正处于生长发育的高峰时期，并不适合用 BMI 来判断。对儿童更常用的是 1987 年世界卫生组织提出的儿童身高标准体重法，按性别，参照相应标准身高和体重的关系，来计算肥胖成度：

肥胖度 =（实测体重 − 相应身高的标准体重）/ 相应身高的

标准体重 ×100%，

超过标准体重 20% 为轻度肥胖，

超过 30% 为中度肥胖，

超过 50% 或以上为重度肥胖。

表 4-3　宝宝身高体重对照表

身　高	体重（男）	体重（女）
45	2.64	2.62
46	2.67	2.73
47	2.75	2.73
48	2.83	2.89
49	3.01	3.01
50	3.17	3.16
51	3.34	3.38
52	3.54	3.71
53	3.95	4.04
54	4.34	4.30
55	4.63	4.53
56	4.88	4.75
57	5.10	5.00
58	5.37	5.30
59	5.69	5.61
60	6.02	5.89
61	6.3	6.16
62	6.61	6.44
63	6.88	6.72
64	7.14	6.98
65	7.4	7.21
66	7.69	7.46
67	7.93	7.67
68	8.14	7.89
69	8.36	8.07

身 高	体重（男）	体重（女）
70	8.66	8.34
71	8.84	8.52
72	9.03	8.74
73	9.22	8.87
74	9.42	9.09
75	9.58	9.21
76	9.75	9.43
77	9.95	9.55
78	10.11	9.75
79	10.26	9.95
80	10.5	10.19
81	10.78	10.19
82	10.96	10.66
83	11.14	10.91
84	11.34	11.05
85	11.67	11.27
86	11.74	11.55
87	11.96	11.73
88	12.21	11.97
89	12.47	12.09
90	12.7	12.44
91	12.97	12.62
92	13.05	12.9
93	13.38	13.08
94	13.59	13.3
95	13.84	13.56
96	14.15	13.83
97	14.31	14.13
98	14.49	14.34
99	14.76	14.6

身高（长）测量方法：

测量时要脱去鞋、帽、袜子，最好在上午测量，3 岁以下的宝宝可躺着测量，但膝关节要伸直，头部要有人两手扶定；3 岁以上可站立测量，测量时两脚靠拢直立靠门，枕后部、肩、臀、足跟要与门接触。

膳食原则

① 对于小婴儿而言，不要过分限制热能的摄入，以免发生营养不良或神经系统发育不良，但是也应防止体重增加过快。对于人工喂养或者混合喂养的婴幼儿最好采用母乳化的配方奶粉，以免摄入过多的饱和脂肪。

② 不要过早过多地给婴幼儿添加淀粉类谷物食物。有些婴幼儿从小食欲旺盛，做父母的担心小孩吃不饱，在 3 个月前就在奶中加入米粉或麦粉等，这样会影响蛋白质的摄入量，但同时摄入较多的热量，容易使孩子长得虚胖，但体质下降。

③ 此外，孩子在开始添加辅助食品的时候，也正是婴幼儿一生中膳食习惯养成的时期，此时父母的不良的膳食习惯很容易被婴幼儿模仿，如不爱吃青菜、豆腐等清淡食品，爱吃甜食，爱吃油多味道浓厚的食物。这样的不良膳食习惯极易被小孩模仿，从而养成不良膳食习惯。

④ 对于已经发生肥胖的婴幼儿，应根据婴幼儿生长发育实际情况，控制能量摄入量，防止能量过剩造成的肥胖。

⑤ 要调节主要营养素蛋白质、脂肪、碳水化合物的比例，保持正常比例。

⑥ 在控制能量摄入的同时，不能忽视各种维生素和矿物质的摄入，应当保证正常需要的营养素的摄入，平时可以多食用富

含各种维生素和矿物质的水果、蔬菜、牛奶、鸡蛋、鱼等食物。

⑦ 一定要让孩子多参加体育活动。

七、铅中毒

铅是一种神经毒性的重金属元素，对人体无任何生理功用。当体内铅达一定水平时，就会危害机体健康。处于生长发育期的儿童，对铅的毒性特别敏感。铅能对儿童的体格生长、学习记忆能力和听力产生不利影响。当血铅水平大于或等于 $10\mu g/dl$ 时，不管是否伴有相应的临床症状、体征和其他血液生长变化，均可诊断为儿童铅中毒。

铅中毒表现为四肢无力、腹痛、口有金属味、食欲差、恶心、呕吐、肝脏肿大，重者可出现头痛、抽搐、昏迷、呼吸麻痹、腕下垂。铅污染受害最大的是儿童和孕妇，因为儿童脏器的防护结构尚未发育完善，无法抵御铅的冲击；儿童肠胃对铅的吸收率也较成人高5—8倍，儿童的肾脏不像成人那样，对铅能进行有效的排泄，所以铅在儿童体内的滞留时间要比成人长5倍。另一方面，通过胎盘，母亲血液中的铅可传到胎儿血液和胎儿脑部。

慢性的低水平的铅不但影响儿童的智力发育，还影响学习行为和听觉等多方面的神经系统发育过程，且其影响可能是长远的。医学研究发现，铅对儿童的神经毒性还与血脑屏障性能不完善有关。铅的神经毒性主要影响大脑皮层、轴突、树突和突触的形成，这种改变在海马体特别明显。海马体是控制学习和记忆活动的中枢。

铅可以通过多种途径进入我们的人体，除了通常所说的"病从口入"之外，有些含铅的化合物还可以通过呼吸和皮肤渗透进入人体。

有关研究发现，在排除了智力因素等影响之后，幼年时期铅水平大于 20ppm 者在读小学时辍学的可能性要大 7.4 倍，存在阅读困难的可能性要大 5.8 倍，词汇量较小，其他一些与学习能力密切相关的方面，如眼手协调能力以及对刺激的反应速度均较差。铅不仅会破坏血色素红细胞的合成，影响红细胞的寿命，造成缺铁性贫血的"假象"，还会进入中枢神经，影响儿童的智力发育。血铅每上升 10 微克，智商素质就会减少 6—7 分。

根据近十年来国内 11 省市的 18 项流行病学调查结果发现，城市工业区儿童血铅平均水平多在 20—40 μg ／ dl，儿童铅中毒的流行率在 85％以上，远远高于西方发达国家，即使在没有明显工业污染的普通市区，儿童的血铅水平也在 10 μg ／ dl 左右，特别是大城市儿童的血铅水平更是不容乐观。比如，上海地区有 37.8％的儿童血铅≥ 10 μg ／ dl，而北京市则高达 68.7％。

如果你的孩子出现了一些异常行为，或许医生会建议你去查一查血铅情况。在省儿童医院，医生通过抽血对孩子进行筛查，一般费用在 20—30 元。三天左右就可以知道孩子的血铅含量。

对付铅中毒宝典

① 少去车多拥挤的场所，如马路两旁；少去铅污染地区，如电池厂、油漆厂附近。

② 不吃含铅食品，如含铅皮蛋、爆米花及有色素的食物。防止蛋白质、钙、铁、锌的缺乏，因为微量元素的缺乏可增加肠道对铅的吸收，使血铅水平增高。

③ 生活在铅污染严重地区的孕妇，应定期测定血铅。

④ 多吃能驱铅的食物，如牛奶。牛奶中所含的蛋白质能与铅结合成一种不溶性化合物且阻止铅的吸收，牛奶中所含的钙可使已沉着于骨骼上的铅置换出来而随尿排掉。

除牛奶外，以下食品亦有驱铅作用：

① 海带。海带所含成分能促进体内铅的排泄，且能防止便秘。

② 胡萝卜。胡萝卜内含大量果胶，可减轻铅在体内的毒性，减少铅的吸收，防止铅中毒引起的便秘。

③ 虾皮。虾皮钙含量较高，常食虾皮可减轻铅中毒症状，且加速铅的排泄。

④ 茶叶。茶叶中含有凝酸等物质，它能与侵入体内的铅结合成可溶性物质，随尿排出。

⑤ 大蒜及鸡蛋。这两种物质中含硫量较高，有化解铅毒之功用。

相信随着人民生活水平的提高，对生活环境的重视程度越来越高，加上良好的生活习惯，合理膳食，均衡营养，保证膳食的营养与安全，我们的宝宝一定能够健康成长。

附　录

附录 1 中国居民膳食营养素参考摄入量（DRIs2013版）

膳食营养素参考摄入量（Dietary Reference Intakes, DRIs），是为了保证人体合理摄入营养素而设定的每日平均膳食营养素摄入量的一组参考值。随着营养学研究的深入发展，DRIs 的内容逐渐增加。初期主要包括四个指标：平均需要量、推荐摄入量、适宜摄入量、可耐受最高摄入量。《中国居民膳食营养素参考摄入量（2013版）》增加了与非传染性慢性病有关的三个指标：宏量营养素可接受范围、预防非传染性慢性病的建议摄入量和特定建议值。

（一）平均需要量（Estimated Average Requirement, EAR）

EAR 是指某一特定性别、年龄及生理状况群体中的所有个体对某种营养素需要量的平均值。按照 EAR 水平摄入营养素，根据某些指标判断可以满足这一群体中 50% 个体需要量的水平，但不能满足另外 50% 个体对该营养素的需要。

EAR 是制定 RNI（推荐摄入量）的基础，由于某些营养素的研究尚缺乏足够的人体需要量资料，因此并非所有营养素都能制定出 EAR。

（二）推荐摄入量（Recommended Nutrient Intake, RNI）

RNI 是指可以满足某一特定性别、年龄及生理状况群体中绝大多数个体（97%—98%）需要量的某种营养素摄入水平。长期摄入 RNI 水平，可以满足机体对该营养素的需要，维持组织中有适当的营养素储备和机体健康。RNI 相当于传统意义上的 RDA。RNI 的主要用途是作为个体每日摄入该营养素的目标值。

RNI 是根据某一特定人群中体重在正常范围内的个体需要量而设定的。对个别身高、体重超过此参考范围较多的个体，可能需要按每千克体重的需要量调整其 RNI。

参考需要量（Estimated Energy Requirement, EER）是指能长期保持良好的健康状态、维持良好的体形和机体构成以及理想活动水平的个体或群体，达到能量平衡时所需要的膳食能量摄入量。

群体的能量推荐摄入量直接等同于该群体的能量 EAR，而不是像蛋白质等其他营养素那样等于 EAR 加 2 倍标准差。所以能量的推荐摄入量不用 RNI 表示，而直接使用 EER 来描述。

EER 的制定需考虑性别、年龄、体重、身高和体力活动的不同。成人 EER 的定义为：一定年龄、性别、体重、身高和身体活动水平的健康群体中，维持能量平衡所需要摄入的膳食能量。儿童 EER 的定义为：一定年龄、体重、身高、性别（3 岁以上儿童）的个体，维持能量平衡和正常生长发育所需要的膳食能量摄入量。孕妇 EER 包括胎儿组织增长所需要的能量；对于乳母，EER 还需要加上泌乳的能量需要量。

（三）适宜摄入量（Adequate Intake .AI）

当某种营养素的个体需要量研究资料不足而不能计算出 EAR，从而无法推算 RNI 时，可通过设定 AI 来提出这种营养素的摄入量。例如纯母乳喂养的足月产健康婴儿，从出生到 6 个月，他们的营养素全部来自母乳，故摄入的母乳中的营养素数量就是婴儿所需各种营养素的 AI。

（四）可耐受最高摄入量（Tolerable Upper Intake Level .UL）

UL 是营养素或食物成分的每日摄入量的安全上限，是一个健康人群中几乎所有个体都不会产生毒副作用的最高摄入水平。对一般群体来说，摄入量达到 UL 水平对几乎所有个体均不致损害健康，但并不表示达到此摄入水平对健康是有益的。对大多数营养素而言，健康个体的摄入量超过 RNI 或 AI 水平并不会产生益处。因此，UL 并不是一个建议的摄入水平。目前有些营养素还没有足够的资料来制定 UL，并不意味着过多摄入这些营养素没有潜在的危险。

（五）宏量营养素可接受范围（Acceptable Macronutrient Distribution Ranges .AMDR）

AMDR 指脂肪、蛋白质和碳水化合物理想的摄入量范围，该范围可以提供人体对这些必需营养素的需要，并且有利于降低慢性病的发生危险，常用占有能量摄入量的百分比表示。

蛋白质、脂肪和碳水化合物都属于在体内代谢过程中能够产生能量的营养素，因此被称之为产能营养素（Energy Source Nutrient）。它们属于人体的必需营养素，而且它们三者的摄入比例还影响微量营养素的摄入状况。另一方面，当产能营养素摄入过量时又可能导致机体能量储存过多，增加非传染性慢性病（NCD）的发生风险。因此有必要提出 AMDR，以预防营养素缺乏，同时减少摄入过量而导致慢性病的风险。

AMDR 显著的特点之一是具有上限和下限。如果一个个体的摄入量高于或低于推荐的范围，可能引起患病的风险增加，或导致必需营养素缺乏的可能性增加。

（六）预防非传染性慢性病的建议摄入量（Proposed Intakes for Preventing Non-communicable Chronic Diseases，PI-NCD，简称建议摄入量，PI）

膳食营养素摄入量过高或过低导致的慢性病一般涉及肥胖、糖尿病、高血压、血脂异常、脑中风、心肌梗死以及某些癌症。PI-NCD 是以非传染性慢性病（NCD）的一级预防为目标，提出的必需营养素的每日摄入量。当 NCD 易感人群某些营养素的摄入量接近或达到 PI 时，可以降低他们发生 NCD 的风险。

（七）特定建议值（Specific Proposed Levels .SPL）

近几十年的研究证明了营养素以外的某些膳食成分，其中多数属于植物化合物，具有改善人体生理功能、预防慢性疾病的生物学作用。《中国居民 DRIs》提出的特定建议值（SPL），是指疾病易感人群膳食中这些成分的摄入量达到或接近这个建议水平时，有利于维护人体健康。

注：中国居民膳食营养素参考摄入量（DRIs）资料来源于《中国居民膳食营养素参考摄入量》（中国营养学会 编著，中国轻工业出版社 出版）

表 1-1 中国居民膳食能量需要量（EER）

人群	能量 /（MJ/d）						能量 / kcal/d					
	身体活动水平（轻）		身体活动水平（中）		身体活动水平（重）		身体活动水平（轻）		身体活动水平（中）		身体活动水平（重）	
	男	女	男	女	男	女	男	女	男	女	男	女
0岁~	—a	—	0.38MJ/(kg·d)	0.38MJ/(kg·d)	—	—	—	—	90kcal/(kg·d)	90kcal/(kg·d)	—	—
0.5岁~	—	—	0.33MJ/(kg·d)	0.33MJ/(kg·d)	—	—	—	—	80kcal/(kg·d)	80kcal/(kg·d)	—	—
1岁~	—	—	3.77	3.35	—	—	—	—	900	800	—	—
2岁~	—	—	4.6	4.18	—	—	—	—	1100	1000	—	—
3岁~	—	—	5.23	5.02	—	—	—	—	1250	1200	—	—
4岁~	—	—	5.44	5.23	—	—	—	—	1300	1250	—	—
5岁~	—	—	5.86	5.44	—	—	—	—	1400	1300	—	—
6岁~	5.86	5.23	6.69	6.07	7.53	6.90	1400	1250	1600	1450	1800	1650
7岁~	6.28	5.65	7.11	6.49	7.95	7.32	1500	1350	1700	1550	1900	1750
8岁~	6.90	6.07	7.74	7.11	8.79	7.95	1650	1450	1850	1700	2100	1900
9岁~	7.32	6.49	8.37	7.53	9.41	8.37	1750	1550	2000	1800	2250	2000
10岁~	7.53	6.90	8.58	7.95	9.62	9.00	1800	1650	2050	1900	2300	2150
11岁~	8.58	7.53	9.83	8.58	10.88	9.62	2050	1800	2350	2050	2600	2300
14岁~	10.46	8.37	11.92	9.62	13.39	10.67	2500	2000	2850	2300	3200	2550
18岁~	9.41	7.53	10.88	8.79	12.55	10.04	2250	1800	2600	2100	3000	2400
50岁~	8.79	7.32	10.25	8.58	11.72	9.83	2100	1750	2450	2050	2800	2350
65岁~	8.58	7.11	9.83	8.16	—	—	2050	1700	2350	1950	—	—
80岁~	7.95	6.28	9.20	7.32	—	—	1900	1500	2200	1750	—	—
孕妇（早）	—	+0	—	+0b	—	+0	—	+0	—	+0	—	+0
孕妇（中）	—	+1.26	—	+1.26	—	+1.26	—	+300	—	+300	—	+300
孕妇（晚）	—	+1.88	—	+1.88	—	+1.88	—	+450	—	+450	—	+450
乳母	—	2.09	—	+2.09	—	+2.09	—	+500	—	+500	—	+500

a 未制定参考值用 "—" 表示。

b "+" 表示在同龄人群参考值基础上额外增加量。

表 1-2　中国居民膳食蛋白质参考摄入量（DRIs）

人　群	EAR/（g/d）		RNI/（g/d）	
	男	女	男	女
0 岁 ~	—ª	—	9（AI）	9（AI）
0.5 岁 ~	15	15	20	20
1 岁 ~	20	20	25	25
2 岁 ~	20	20	25	25
3 岁 ~	25	25	30	30
4 岁 ~	25	25	30	30
5 岁 ~	25	25	30	30
6 岁 ~	25	25	35	35
7 岁 ~	30	30	40	40
8 岁 ~	30	30	40	40
9 岁 ~	40	40	45	45
10 岁 ~	40	40	50	50
11 岁 ~	50	45	60	55
14 岁 ~	60	50	75	60
18 岁 ~	60	50	65	55
50 岁 ~	60	50	65	55
65 岁 ~	60	50	65	55
80 岁 ~	60	50	65	55
孕妇（早）	—	+0ᵇ	—	+0
孕妇（中）	—	+10	—	+15
孕妇（晚）	—	+25	—	+30
乳　母	—	+20	—	+25

ª　未制定参考值者用"—"表示。
ᵇ　"+"表示在同龄人群参考值基础上额外增加量。

表 1-3 中国居民膳食碳水化合物、脂肪酸参考摄入量（DRIs）

人 群	总碳水化合物/(g/d) EAR	亚油酸/(%Eb) AI	α-亚麻酸/(%E) AI	EPA+DHAc/(g/d) AI
0岁~	65（AI）	7.3（0.15gc）	0.87	0.10d
0.5岁~	80（AI）	6.0	0.66	0.10d
1岁~	120	4.0	0.60	0.10d
4岁~	120	4.0	0.60	—
7岁~	120	4.0	0.60	—
11岁~	150	4.0	0.60	—
14岁~	150	4.0	0.60	—
18岁~	120	4.0	0.60	—
50岁~	120	4.0	0.60	—
65岁~	—a	4.0	0.60	—
80岁~	—	4.0	0.60	—
孕妇（早）	130	4.0	0.60	0.25（0.20d）
孕妇（中）	130	4.0	0.60	0.25（0.20d）
孕妇（晚）	130	4.0	0.60	0.25（0.20d）
乳 母	160	4.0	0.60	0.25（0.20d）

a 未制定参考值者用"—"表示。
b %E为占能量的百分比
c 为花生四烯酸。
d DHA
注：我国2岁以上儿童及成人膳食中来源于食品工业加工产生的反式脂肪酸的UL为＜1%E。

表 1-4　中国居民膳食常量元素参考摄入量（DRIs）

人群	钙/(mg/d)			磷/(mg/d)			钾/(mg/d)		钠/(mg/d)		镁/(mg/d)		氯/(mg/d)
	EAR	RNI	UL	EAR	RNI	UL^c	AI	PI	AI	PI	EAR	RNI	AI
0岁~	—^{a}	200 (AI)	1000	—	100 (AI)	—	350	—	170	—	—	20 (AI)	260
0.5岁~	—	250 (AI)	1500	—	180 (AI)	—	550	—	350	—	—	65 (AI)	550
1岁~	500	600	1500	250	300	—	900	—	700	—	110	140	1100
4岁~	650	800	2000	290	350	—	1200	2100	900	1200	130	160	1400
7岁~	800	1000	2000	400	470	—	1500	2800	1200	1500	180	220	1900
11岁~	1000	1200	2000	540	640	—	1900	3400	1400	1900	250	300	2200
14岁~	800	1000	2000	590	710	—	2200	3900	1600	2200	270	320	2500
18岁~	650	800	2000	600	720	3500	2000	3600	1500	2000	280	330	2300
50岁~	800	1000	2000	600	720	3500	2000	3600	1400	1900	280	330	2200
65岁~	800	1000	2000	590	700	3000	2000	3600	1400	1800	270	320	2200
80岁~	800	1000	2000	560	670	3000	2000	3600	1300	1700	260	310	2000
孕妇(早)	+0^b	+0	2000	+0	+0	3500	+0	3600	+0	2000	+30	+40	+0
孕妇(中)	+160	+200	2000	+0	+0	3500	+0	3600	+0	2000	+30	+40	+0
孕妇(晚)	+160	+200	2000	+0	+0	3500	+0	3600	+0	2000	+30	+40	+0
乳母	+160	+200	2000	+0	+0	3500	+400	3600	+0	2000	+0	+0	+0

a　未制定参考值者用 "—" 表示。
b　"+" 表示在同龄人群参考值基础上额外增加量。
c　有些营养素未制定可耐受最高摄入量，主要是因为研究资料不充分，并不表示过量摄入没有健康风险。

图1-5 中国居民膳食微量元素参考摄入量（DRIs）

人群	铁/(mg/d) EAR 男	铁 EAR 女	铁 RNI 男	铁 RNI 女	铁 UL[c]	碘/(μg/d) EAR	碘 RNI	碘 UL	锌/(mg/d) EAR 男	锌 EAR 女	锌 RNI 男	锌 RNI 女	锌 UL	硒/(μg/d) EAR	硒 RNI	硒 UL	铜/(mg/d) EAR	铜 RNI	铜 UL	氟/(mg/d) AI	氟 UL	铬/(μg/d) AI	锰/(mg/d) AI	锰 UL	钼/(μg/d) EAR	钼 RNI	钼 UL
0岁~	—[a]		0.3(AI)		—	—	85(AI)	—	—		2.0(AI)		—	—	15(AI)	55	—	0.3(AI)	—	0.01	—	0.2	0.01	—	—	2(AI)	—
0.5岁~	7		10		—	—	115(AI)	—	2.8		3.5		—	—	20(AI)	80	—	0.3(AI)	—	0.23	—	4.0	0.7	—	—	15(AI)	—
1岁~	6		9		25	65	90	—	3.2		4.0		8	20	25	100	0.25	0.3	2	0.6	0.8	15	1.5	—	35	40	200
4岁~	7		10		30	65	90	200	4.6		5.5		12	25	30	150	0.30	0.4	3	0.7	1.1	20	2.0	3.5	40	50	300
7岁~	10		13		35	65	90	300	5.9		7.0		19	35	40	200	0.40	0.5	4	1.0	1.7	25	3.0	5.0	55	65	450
11岁~	11	14	15	18	40	75	110	400	8.2	7.6	10.0	9.0	28	45	55	300	0.55	0.7	6	1.3	2.5	30	4.0	8.0	75	90	650
14岁~	12	14	16	18	40	85	120	500	9.7	6.9	11.5	8.5	35	50	60	350	0.60	0.8	7	1.5	3.1	35	4.5	10	85	100	800
18岁~	9	15	12	20	42	85	120	600	10.4	6.1	12.5	7.5	40	50	60	400	0.60	0.8	8	1.5	3.5	30	4.5	11	85	100	900
50岁~	9	9	12	12	42	85	120	600	10.4	6.1	12.5	7.5	40	50	60	400	0.60	0.8	8	1.5	3.5	30	4.5	11	85	100	900
65岁~	9	9	12	12	42	85	120	600	10.4	6.1	12.5	7.5	40	50	60	400	0.60	0.8	8	1.5	3.5	30	4.5	11	85	100	900
80岁~	9	9	12	12	42	85	120	600	10.4	6.1	12.5	7.5	40	50	60	400	0.60	0.8	8	1.5	3.5	30	4.5	11	85	100	900
孕妇(早)	+0[b]		+0		42	+75	+110	600		+1.7		+2.0	40	+4	+5	400	+0.10	+0.1	8	+0	3.5	+1.0	+0.4	11	+7	+10	900
孕妇(中)	+4		+4		42	+75	+110	600		+1.7		+2.0	40	+4	+5	400	+0.10	+0.1	8	+0	3.5	+4.0	+0.4	11	+7	+10	900
孕妇(晚)	+7		+9		42	+75	+110	600		+1.7		+2.0	40	+4	+5	400	+0.10	+0.1	8	+0	3.5	+6.0	+0.4	11	+7	+10	900
乳母	+3		+4		42	+85	+120	600		+3.8		+4.5	40	+4	+18	400	+0.50	+0.6	8	+0	3.5	+7.0	+0.3	11	+3	+3	900

a 未制定参考值者用 "—" 表示。

b "+" 表示在同龄人群基础上额外增加量。

c 有些营养素未制定可耐受最高摄入量，主要是因为研究资料不充分，并不表示过量摄入没有健康风险。

图 1-6 中国居民膳食脂溶性维生素参考摄入量（DRIs）

人群	维生素A/（μgRAE/d）[c]					维生素D/（μg/d）			维生素E/（mg/α-TE/d）[d]		维生素K/（μg/d）
	EAR 男	EAR 女	RNI 男	RNI 女	UL	EAR	RNI	UL	AI	ULe	AI
0岁~	—	—[a]	300（AI）		600	—	10（AI）	20	3	—	2
0.5岁~	—	—	350（AI）		600	—	10（AI）	20	4	—	10
1岁~	220		310		700	8	10	20	6	150	30
4岁~	260		360		900	8	10	30	7	200	40
7岁~	360		500		1500	8	10	45	9	350	50
11岁~	480	450	670	630	2100	8	10	50	13	500	70
14岁~	590	450	820	630	2700	8	10	50	14	600	75
18岁~	560	480	800	700	3000	8	10	50	14	700	80
50岁~	560	480	800	700	3000	8	10	50	14	700	80
65岁~	560	480	800	700	3000	8	15	50	14	700	80
80岁~	560	480	800	700	3000	8	15	50	14	700	80
孕妇（早）	—	+0[b]	—	+0	3000	+0	+0	50	+0	700	+0
孕妇（中）	—	+50	—	+70	3000	+0	+0	50	+0	700	+0
孕妇（晚）	—	+50	—	+70	3000	+0	+0	50	+0	700	+0
乳母	—	+400	—	+600	3000	+0	+0	50	+3	700	+5

a 未制定参考值者用"—"表示。

b "+"表示在同龄人群参考值基础上额外增加量。

c 视黄醇活性当量（RAE, μg）=膳食全反式视黄醇来源全反式补充剂纯品全反式 β 胡萝卜素（μg）+1/2 补充剂全反式 β 胡萝卜素（μg）+1/12 膳食全反式 β 胡萝卜素（μg）+1/24 其他膳食维生素 A 原类胡萝卜素（μg）。

d α-生育酚当量（α-TE, mg）。膳食中总 α-TE 当量（μg）=1×α-生育酚（mg）+0.5×β-生育酚（mg）+0.1×χγ-生育酚（mg）+0.02×δ-生育酚（mg）+0.3×α-三烯生育酚（mg）。

e 有些营养素未制定可耐受最高摄入量，主要是因为研究资料不充分，并不表示过量摄入没有健康风险。

表1-7 中国居民膳食水溶性维生素参考摄入量(DRIs)

人群	维生素B1/(mg/d) EAR 男	女	RNI 男	女	维生素B2/(mg/d) EAR 男	女	RNI 男	女	维生素B6/(mg/d) EAR	RNI	UL^f	维生素B12/(mg/d) EAR	RNI	泛酸/(mg/d) AI	叶酸/(μgDFE/d)^c EAR	RNI	UL^d	烟酸/(mgNE/d)^e EAR 男	女	RNI 男	女	UL	烟酰胺/(mg/d) UL	胆碱/(mg/d) AI 男	女	UL	生物素/(μg/d) AI	维生素C/(mg/d) EAR	RNI	PI	UL
0岁~	—	—	0.1 (AI)		—	—	0.4 (AI)		—	0.2 (AI)	—	—	0.3 (AI)	1.7	—	65 (AI)	—	—	2 (AI)		—	—	120		—	5	—	40 (AI)	—	—
0.5岁~	—	—	0.3 (AI)		—	—	0.5 (AI)		—	0.4 (AI)	—	—	0.6 (AI)	1.9	—	100 (AI)	—	—	3 (AI)		—	—	150		—	9	—	40 (AI)	—	—
1岁~	0.5	0.5	0.6	0.6	0.5	0.5	0.6	0.6	0.5	0.6	20	0.8	1.0	2.1	130	160	300	5	5	6	6	10	100	200		1000	17	35	40	—	400
4岁~	0.6	0.6	0.8	0.8	0.6	0.6	0.7	0.7	0.6	0.7	25	1.0	1.2	2.5	150	190	400	7	6	8	8	15	130	250		1000	20	40	50	—	600
7岁~	0.8	0.8	1.0	1.0	0.8	0.8	1.0	1.0	0.8	1.0	35	1.3	1.6	3.5	210	250	600	9	8	11	10	20	180	300		1500	25	55	65	—	1000
11岁~	1.1	1.0	1.3	1.1	1.1	0.9	1.3	1.1	1.1	1.3	45	1.8	2.1	4.5	290	350	800	11	10	14	12	25	240	400		2000	35	75	90	—	1400
14岁~	1.3	1.1	1.6	1.3	1.3	1.0	1.5	1.2	1.2	1.4	55	2.0	2.4	5.0	320	400	900	14	11	16	13	30	280	500	400	2500	40	85	100	—	1800
18岁~	1.2	1.0	1.4	1.2	1.2	1.0	1.4	1.2	1.2	1.4	60	2.0	2.4	5.0	320	400	1000	12	10	15	12	35	310	500	400	3000	40	85	100	200	2000
50岁~	1.2	1.0	1.4	1.2	1.2	1.0	1.4	1.2	1.3	1.6	60	2.0	2.4	5.0	320	400	1000	12	10	14	12	35	310	500	400	3000	40	85	100	200	2000
65岁~	1.2	1.0	1.4	1.2	1.2	1.0	1.4	1.2	1.3	1.6	60	2.0	2.4	5.0	320	400	1000	11	9	14	11	35	300	500	400	3000	40	85	100	200	2000
80岁~	1.2	1.0	1.4	1.2	1.2	1.0	1.4	1.2	1.3	1.6	60	2.0	2.4	5.0	320	400	1000	11	8	13	10	30	280	500	400	3000	40	85	100	200	2000
孕妇(早)	—	+0	—	+0^b	—	+0	—	+0	+0.7	+0.8	60	+0.4	+0.5	+1.0	+200	+200	1000	—	+0	—	+0	35	310	—	+20	3000	+0	+0	+0	200	2000
孕妇(中)	—	+0.1	—	+0.2	—	+0.1	—	+0.2	+0.7	+0.8	60	+0.4	+0.5	+1.0	+200	+200	1000	—	+0	—	+0	35	310	—	+20	3000	+0	+10	+15	200	2000
孕妇(晚)	—	+0.2	—	+0.3	—	+0.2	—	+0.3	+0.7	+0.8	60	+0.4	+0.5	+1.0	+200	+200	1000	—	+0	—	+0	35	310	—	+20	3000	+0	+10	+15	200	2000
乳母	—	+0.2	—	+0.3	—	+0.2	—	+0.3	+0.2	+0.3	60	+0.6	+0.8	+2.0	+130	+150	1000	+2	+2	+3	+3	35	310	—	+120	3000	+10	+40	+50	200	2000

a 未制定参考值者用"—"表示。
b "+"表示在同龄人群参考值基础上额外增加量。
c 叶酸当量(DFE, μg)=天然食物来源叶酸(μg)+1.7×合成叶酸(μg)。
d 指合成叶酸摄入量上限,不包括天然食物来源的叶酸。
e 烟酸当量(NE, mg)=烟酸(mg)+1/60色氨酸(mg)。
f 有些营养素未制定可耐受最高摄入量,主要是因为研究资料不充分,并不表示过量摄入没有健康风险。

附录 2　主要食物营养成分表（每100克食物所含成分）

类别	食物名称	蛋白质（克）	脂肪（克）	碳水化合物（克）	热量（千卡）	无机盐类（克）	钙（毫克）	磷（毫克）	铁（毫克）
谷类	大米	7.5	0.5	79	351	0.4	10	100	1
	小米	9.7	1.7	77	362	1.4	21	240	4.7
	高粱米	8.2	2.2	78	385	0.4	17	230	5
	玉薯黍	8.5	4.3	73	365	1.7	22	210	1.6
	大麦仁	10.5	2.2	66	326	2.6	43	400	4.1
	面粉	12	0.8	70	339	1.5	22	180	7.6
干豆类	黄豆（大豆）	39.2	17.4	25	413	5	320	570	5.9
	青豆	37.3	18.3	30	434	5	240	530	5.4
	黑豆	49.8	12.1	19	384	4	250	450	10.5
	赤小豆	20.7	0.5	58	318	3.3	67	305	5.2
	绿豆	22.1	0.8	59	332	3.3	34	222	9.7
	花豇豆	22.6	2.1	58	341	2.5	100	456	7.9
	豌豆	24	1	58	339	2.9	57	225	0.8
	蚕豆	28.2	0.8	49	318	2.7	71	340	7
鲜豆类	青扁豆荚（鹊豆）	3	0.2	6	38	0.7	132	77	0.9
	白扁豆荚（刀子豆）	3.2	0.3	5	36	0.8	81	68	3.4
	四季豆（芸豆）	1.9	0.8	4	31	0.7	66	49	1.6
	豌豆（准豆、小寒豆）	7.2	0.3	12	80	0.9	13	90	0.8
	蚕豆（胡豆、佛豆）	9	0.7	11	86	1.2	15	217	1.7
	菜豆角	2.4	0.2	4	27	0.6	53	63	1
	黄豆芽	11.5	2	7	92	1.4	68	102	6.4
豆类制品	豆腐浆	1.6	0.7	1	17	0.2	–	–	–
	北豆腐	9.2	1.2	6	72	0.9	110	110	3.6
	豆腐乳	14.6	5.7	5	30	7.8	167	200	12
	绿豆芽	3.2	0.1	4	30	0.4	23	51	0.9
	豆腐渣	2.6	0.3	7	41	0.7	16	44	4

续　表

类别	食物名称	蛋白质（克）	脂肪（克）	碳水化合物（克）	热量（千卡）	无机盐类（克）	钙（毫克）	磷（毫克）	铁（毫克）
根茎类	小葱（火葱、麦葱）	1.4	0.3	5	28	0.8	63	28	1
	大葱（青葱）	1	0.3	6	31	0.3	12	46	0.6
	葱头（大蒜）	4.4	0.2	23	111	1.3	5	44	0.4
	芋头（土芝）	2.2	0.1	16	74	0.8	19	51	0.6
	红萝卜	2	0.4	5	32	1.4	19	23	1.9
	荸荠（乌芋）	1.5	0.1	21	91	1.5	5	68	0.5
	甘薯（红薯）	2.3	0.2	29	127	0.9	18	20	0.4
	藕	1	0.1	6	29	0.7	19	51	0.5
	白萝卜	0.6	－	6	26	0.8	49	34	0.5
	马铃薯（土豆、洋芋）	1.9	0.7	28	126	1.2	11	59	0.9
	黄花菜（鲜金针菜）	2.9	0.5	12	64	1.2	73	69	1.4
	黄花（金针菜）	14.1	0.4	60	300	7	463	173	16.5
叶菜类	菠菜	2	0.2	2	18	2	70	34	2.5
	韭菜	2.4	0.5	4	30	0.9	56	45	1.3
	苋菜	2.5	0.4	5	34	2.3	200	46	4.8
	油菜（胡菜）	2	0.1	4	25	1.4	140	52	3.4
	大白菜	1.4	0.3	3	19	0.7	33	42	0.4
	小白菜	1.1	0.1	2	13	0.8	86	27	1.2
	洋白菜（椰菜）	1.3	0.3	4	24	0.8	100	56	1.9
	香菜（芫荽）	2	0.3	7	39	1.5	170	49	5.6
	芹菜茎	2.2	0.3	2	20	1	160	61	8.5

续 表

类别	食物名称	蛋白质（克）	脂肪（克）	碳水化合物（克）	热量（千卡）	无机盐类（克）	钙（毫克）	磷（毫克）	铁（毫克）
菌类	蘑菇（鲜）	2.9	0.2	3	25	0.6	8	66	1.3
	口蘑（干）	35.6	1.4	23	247	16.2	100	162	32
	香菌（香菇）	13	1.8	54	384	4.8	124	415	25.3
海菜类	木耳（黑）	10.6	0.2	65	304	5.8	357	201	185
	海带（干，昆布）	8.2	0.1	57	262	12.9	2250	–	150
	紫菜	24.5	0.9	31	230	30.3	330	440	32
瓜果类	南瓜	0.8	–	3	15	0.5	27	22	0.2
	西葫芦	0.6	–	2	10	0.6	17	47	0.2
	瓠子（龙蛋瓜）	0.6	0.1	3	15	0.4	12	17	0.3
	丝瓜（布瓜）	1.5	0.1	5	27	0.5	28	45	0.8
	茄子	2.3	0.1	3	22	0.5	22	31	0.4
	冬瓜	0.4	–	2	10	0.4	19	12	0.3
	西瓜	1.2	–	4	21	0.2	6	10	0.2
	甜瓜	0.3	0.1	4	18	0.4	27	12	0.4
	菜瓜（地黄瓜）	0.9	–	2	12	0.3	24	11	0.2
	黄瓜	0.8	0.2	2	13	0.5	25	37	0.4
	西红柿（番茄）	0.6	0.3	2	13	0.4	8	32	0.4
水果类	柿	0.7	0.1	11	48	2.9	10	19	0.2
	枣	1.2	0.2	24	103	0.4	41	23	0.5
	苹果	0.2	0.6	15	60	0.2	11	9	0.3
	香蕉	1.2	0.6	20	90	0.7	10	35	0.8
	梨	0.1	0.1	12	49	0.3	5	6	0.2
	杏	0.9	–	10	44	0.6	26	24	0.8
	李	0.5	0.2	9	40	–	17	20	0.5
	桃	0.8	0.1	7	32	0.5	8	20	1

续　表

类别	食物名称	蛋白质（克）	脂肪（克）	碳水化合物（克）	热量（千卡）	无机盐类（克）	钙（毫克）	磷（毫克）	铁（毫克）
水果类	樱桃	1.2	0.3	8	40	0.6	6	31	5.9
	葡萄	0.2	–	10	41	0.2	4	15	0.6
干果及硬果类	花生仁（炒熟）	26.5	44.8	20	589	3.1	71	399	2
	栗子（生及熟）	4.8	1.5	44	209	1.1	15	91	1.7
	杏仁（炒熟）	25.7	51	9	597	2.5	141	202	3.9
	菱角（生）	3.6	0.5	24	115	1.7	9	49	0.7
	红枣（干）	3.3	0.5	73	309	1.4	61	55	1.6
走兽类	牛肉	20.1	10.2	–	172	1.1	7	170	0.9
	牛肝	18.9	2.6	9	135	0.9	13	400	9
	羊肉	11.1	28.8	0.5	306	0.9	11	129	2
	羊肝	18.5	7.2	4	155	1.4	9	414	6.6
	猪肉	16.9	29.2	1.1	335	0.9	11	170	0.4
	猪肝	20.1	4	2.9	128	1.8	11	270	25
乳类	牛奶（鲜）	3.1	3.5	4.6	62	0.7	120	90	0.1
	牛奶粉	25.6	26.7	35.6	48.5	–	900	–	0.8
	羊奶（鲜）	3.8	4.1	4.6	71	0.9	140	–	0.7
飞禽	鸡肉	23.3	1.2	–	104	1.1	11	190	1.5
	鸭肉	16.5	7.5	0.1	134	0.9	11	145	4.1
蛋类	鸡蛋（全）	14.8	11.6	–	164	1.1	55	210	2.7
	鸭蛋（全）	13	14.7	0.5	186	1.8	71	210	3.2
	咸鸭蛋（全）	11.3	13.2	3.3	178	6	102	214	3.6
爬虫	田鸡（青蛙）	11.9	0.3	0.2	51	0.6	22	159	1.3
	甲鱼	16.5	1	1.5	81	0.9	107	135	1.4

类别	食物名称	蛋白质（克）	脂肪（克）	碳水化合物（克）	热量（千卡）	无机盐类（克）	钙（毫克）	磷（毫克）	铁（毫克）
蛤类	河螃蟹	1.4	5.9	7.4	139	1.8	129	145	13
	明　虾	20.6	0.7	0.2	90	1.5	35	150	0.1
	青　虾	16.4	1.3	0.1	78	1.2	99	205	0.3
	虾　米（河产及海产）	46.8	2	－	205	25.2	882	－	－
	田　螺	10.7	1.2	3.8	69	3.3	357	191	19.8
	蛤　蜊	10.8	1.6	4.8	77	3	37	82	14.2
鱼类	鲫　鱼	13	1.1	0.1	62	0.8	54	20.3	2.5
	鲤　鱼	18.1	1.6	0.2	88	1.1	28	17.6	1.3
	鳝　鱼	17.9	0.5	－	76	0.6	27	4.6	4.6
	带　鱼	15.9	3.4	1.5	100	1.1	48	53	2.3
	黄花鱼（石首鱼）	17.2	0.7	0.3	76	0.9	31	204	1.8
油脂及其它	猪　油（炼）	－	99	－	891	－	－	－	－
	芝麻油	－	100	－	900	－	－	－	－
	花生油	－	100	－	900	－	－	－	－
	芝麻酱	20	52.9	15	616	5.2	870	530	58
	豆　油	－	100	－	900	－	－	－	－